WOCナースが実践！

必ず見つかる！

ポジショニングのコツ

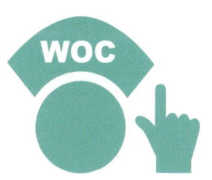

編集

田中マキ子 山口県立大学看護栄養学部 教授

栁井　幸恵 綜合病院山口赤十字病院 皮膚・排泄ケア認定看護師

中山書店

執筆者一覧

編集

田中マキ子　山口県立大学看護栄養学部　教授

栁井　幸恵　綜合病院山口赤十字病院　皮膚・排泄ケア認定看護師

執筆（50音順）

岩田　真紀　山口県済生会山口総合病院　皮膚・排泄ケア認定看護師

岩本　淑子　綜合病院山口赤十字病院　皮膚・排泄ケア認定看護師

江村　真弓　綜合病院山口赤十字病院　皮膚・排泄ケア認定看護師

坂本扶由子　関門医療センター　皮膚・排泄ケア認定看護師

田中マキ子　山口県立大学看護栄養学部　教授

藤重　淳子　下関市立中央病院　皮膚・排泄ケア認定看護師

栁井　幸恵　綜合病院山口赤十字病院　皮膚・排泄ケア認定看護師

山中なみ子　社会保険下関厚生病院　皮膚・排泄ケア認定看護師

序　文

『ポジショニング』シリーズとしては、本書が5冊目になった。ポジショニングは実践ケアであるので、そのコツや仕方などを要領よくまとめようと工夫しながらも、シリーズごとに課題を感じていた。エビデンスにこだわり無我夢中でまとめた『動画でわかる　褥瘡予防のポジショニング』に始まり、手術という特殊な環境にこだわった『動画でわかる　手術患者のポジショニング』、さらに在宅という場が重要と考え『在宅ケアに活かせる　褥瘡予防のためのポジショニング－やさしい動きと姿勢のつくり方－』を出版させていただいた。昨年は、これまでの3作を通して感じた課題意識の中から、簡単・確実・シンプルにという難関を超えたいと思い『らくらく＆シンプル　ポジショニング』を示した。しかし、表現すればするほど、課題の大きさ・深さを痛感し、次なる展望を持たざるを得なくなった。

そこで本書では、今まで書籍のなかで表現しきれなかった課題に取り組み、より臨床に近く・役立つ書籍をと考え、「リアルと説明」をコンセプトに手がけることにした。これまでは個人情報保護や倫理的課題などから、なかなか多くの患者様のご協力をいただくことが難しかったため、正常な人をモデルに、患者様の状況を模して、ポジショニングの介入や検証データをとって解説するという方法に終始せざるを得ず、表現の限界を感じてきた。

このような状況は、読者にも「わからなくはないけど、実際の患者さんはね……」という感想を抱かせていたと思う。事実、ポジショニングの実演などでも、個々の患者様の具体的な状況が重要で、実践なき理論に終わっては意味をもたないと感じることも多々あった。

臨床という大きな壁を越えるために、今回、すばらしいメンバーとの出会いがあり、本書刊行のための後押しとして、強力な力を得た。月に1度、褥瘡・創傷ケアに関する勉強会を行っている皮膚・排泄ケア認定看護師の方々である。

多くの強い味方を得、本書の制作・編集を楽しく、充実感を抱きながら進めることができた。個々の患者様の状態をよりよくするために、意見を戦わせることの意味と意義は、私だけでなく、勉強会や本の制作に参加したメンバーが感じてくれたのではないかと思う。そして、ここでの議論の過程が本書での症例を通じて読者の皆様へ伝わることを願いたい。

最後に本書づくりにご協力いただいた患者様・ご家族の皆様、物品などの提供をいただいた株式会社タイカ様、株式会社モルテン様には、深く感謝申し上げます。さらに、いつもハラハラ・ドキドキさせてきた中山書店の木村さん、胃の痛い日々を送られたことと思います。編集作業にお付き合いいただき、感謝申し上げます。

本書に掲載されているポジショニングには、改善しきれていないものも含まれています。しかし、これぞ「臨床」であり、現場の難しさであると思います。厳しい臨床に挑んだ我々のポジショニングのコツ、そして介入を通して感じた楽しさ・やりがいをみなさんと共に味わえれば幸いです。

2011年8月
復興を願いつつ、研究室にて　田中マキ子

CONTENTS

序文 ⅲ

Chapter 1

押さえておきたい！ ポジショニングの6つの極意　田中マキ子

- 極意1　頭部から足側へ介入する　002
- 極意2　点ではなく面で支える　004
- 極意3　体軸を自然な流れにする　006
- 極意4　ポジショニングピローの挿入の深さを考える　008
- 極意5　ずれ力を処理する　010
- 極意6　重力を利用する　012

Chapter 2

WOCナースが実践　ポジショニングのわざとコツ

- ▶実践に役立つケースインデックス　016
- CASE 01　下肢に拘縮のあるケース①　岩田真紀　018
- CASE 02　下肢に拘縮のあるケース②　藤重淳子　020
- CASE 03　下肢に拘縮のあるケース③　岩田真紀　024
- CASE 04　下肢に拘縮のあるケース④　岩田真紀　028
- CASE 05　下肢に麻痺と拘縮のあるケース　岩田真紀　032
- CASE 06　下肢に拘縮のあるケース⑤　山中なみ子　034
- CASE 07　下肢に拘縮のあるケース⑥　藤重淳子　038
- CASE 08　麻痺と上下肢に拘縮のあるケース　坂本扶由子　042
- CASE 09　上下肢に拘縮のあるケース①　岩本淑子　046
- CASE 10　上下肢に拘縮のあるケース②　岩本淑子　050
- CASE 11　上下肢に麻痺のあるケース　藤重淳子　054
- CASE 12　円背のあるケース①　江村真弓　058

CASE 13	円背のあるケース②	坂本扶由子	062
CASE 14	円背のあるケース③：座位	山中なみ子	066
CASE 15	体軸のねじれ・四肢拘縮のあるケース	山中なみ子	070
CASE 16	頸部拘縮・胸椎突出・四肢麻痺のあるケース	山中なみ子	074
CASE 17	四肢拘縮と側彎のあるケース	栁井幸恵	078
CASE 18	四肢麻痺のあるケース	坂本扶由子	084
CASE 19	頭頸部・四肢に変形・拘縮のあるケース	栁井幸恵	088
CASE 20	四肢拘縮のあるケース	江村真弓	092

Chapter 3　付録

- ポジショニングピロー　098
- 動きの介助時に使用する物品　102
- 体圧分散寝具　103

コラム

- 溝つくって、安楽・安定感増大！　田中マキ子　023
- 体位移動の際に保持する位置　栁井幸恵　027
- 安楽のための圧抜き　田中マキ子　041
- 拘縮した指の皮膚の浸軟の予防法　栁井幸恵　045
- 上肢変形のある患者のポジショニング　田中マキ子　049
- 関節拘縮のある部分にポジショニングピローをはさむのは、是か非か？　栁井幸恵　053
- ポジショニング後の圧抜き　栁井幸恵　061
- ポジショニングの順番　田中マキ子　083

あとがき　106
索引　107

Chapter 1

押さえておきたい！
ポジショニングの6つの極意

極意 1 頭部から足側へ介入する

「ポジショニングをどこから行えばよいのかわからない」という質問をよく受ける。この質問に対する答えは、ずばり「頭部から足側へ向かって」である。

これは、人間の身体が頭部・胸部・腹部・四肢に分節されており、それぞれが連動して動きを構成していることに関係する。頭部・胸部・腹部の分節には、生存に必要なものがすべて含まれており、強さと耐久性を司る、いわば"コントロールセンター"の機能があり、またその下位に、四肢に付属する可動部位（負荷を支えるというよりも、主に動きとスピード司る）がある[1]。また、このコントロールセンターには、以下の3種類の"動きを司る"神経筋センターがある[1]。

1）頭部はすべての動きを主導する
2）肩甲帯は上肢と上半身の動きをコントロールする
3）骨盤は下肢と下半身の動きをコントロールする

これらのことがポジショニングの場面にどのように関連するかをみていこう。

たとえば❶のように腰を支えて側臥位にしようとすると、身体（胸部・腹部・下肢）は反転しそうであるが（横を向くが）、頭部と上肢は残ったままで、結果、身体全体がねじれた状態になる。このような体位は首や背部が引っ張られ、目的とする方向を向いておらず不完全な体位であり、身体に緊張や違和感を生じさせる。

一方、❷のように方向転換する側へ頭部を向けると、前述のように頭部がすべての身体の動きを主導することから、患者は転換する方向を意識し、身体全体が方向づけられることになる。そのため、頭部に続く上半身、そして下半身が、誘導されるままに動き、目的の方向に体位変換することができる。

臨床現場では、変形や拘縮などがある場合、問題となる部位から介入する傾向にあるが、ポジショニングを行う際には、誘導する方向へ頭部の向きを定め、頭部に続いて上半身、下半身と体位を調整していかなくてはいけない。「頭部から足側へ介入していく」ことが原則である。

---

1) 英国腰痛予防協会編集，竹花富子ほか翻訳：刷新してほしい患者移動の技術－患者・看護師・医療者を身体損傷や医療事故から守るために－．日本看護協会出版会；2003．p.62.

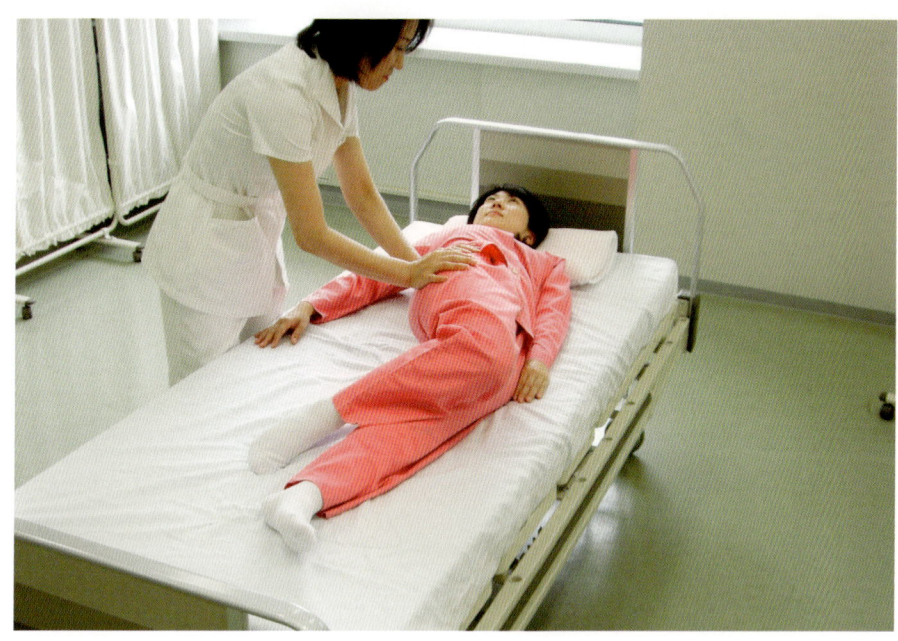

❶ 頭部の方向を無視して体位変換を行った場合

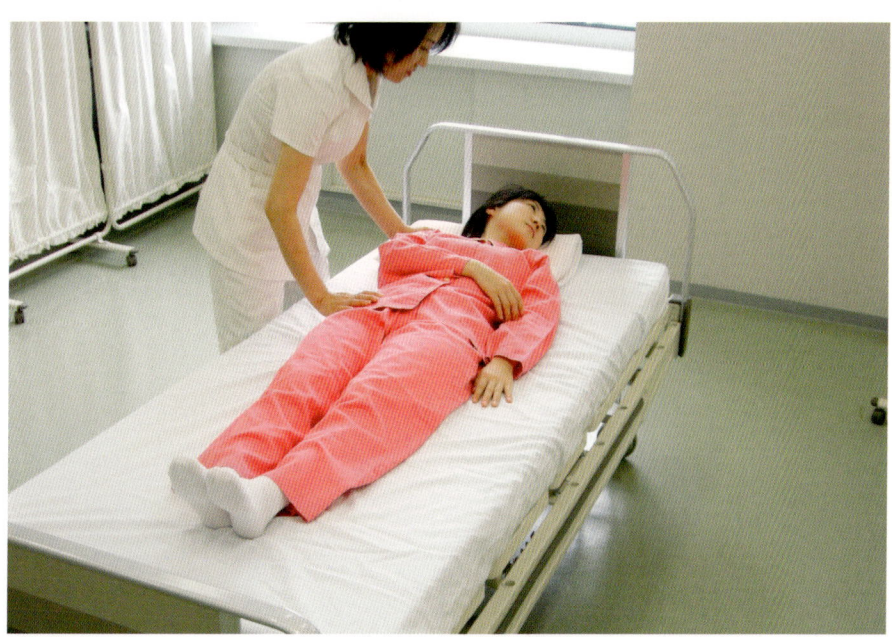

❷ 頭部を横に向けてから体位変換を行った場合

極意 2 点ではなく面で支える

　褥瘡予防と安楽の観点から「点で支えず、面で支える」ことが、ポジショニングでは重要になる。

　たとえば、ポジショニングピローを使用して30度側臥位をとる場合を考えてみよう。❸は右下肢下に隙間なくピローを挿入する方法（面で支える：写真上）と、下肢とマットレスとの間に隙間が生じるように挿入する方法（点で支える：写真下）を示しているが、これらの違いについて、体圧や筋緊張の観点からは❹のようにまとめることができる。

　筋緊張は、姿勢を維持する際に、重力に抗して活動を行おうとするときに生じる。たとえば「気をつけ」の姿勢は、抗重力的に姿勢を維持するのに必要な筋肉を組み合わせて、とっている。このように意識的に、望ましい・正常な姿勢を保つ場合に筋緊張が生じるのは問題ないが、リラックスしたいときに部分的な緊張が生じるのはどうであろうか。

　神経系の障害などで起こるアライメント異常に重なって筋緊張が生じるような場合、姿勢を維持する調整能力がうまく機能しない。体位変

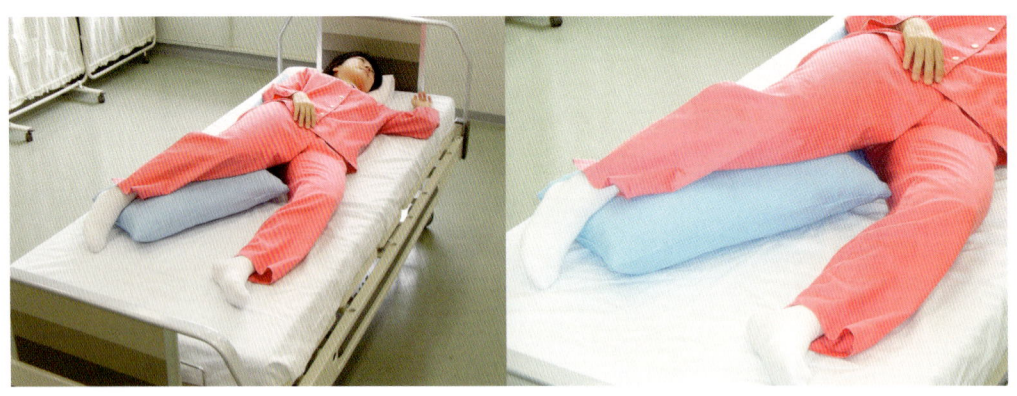

下肢を面で支えている

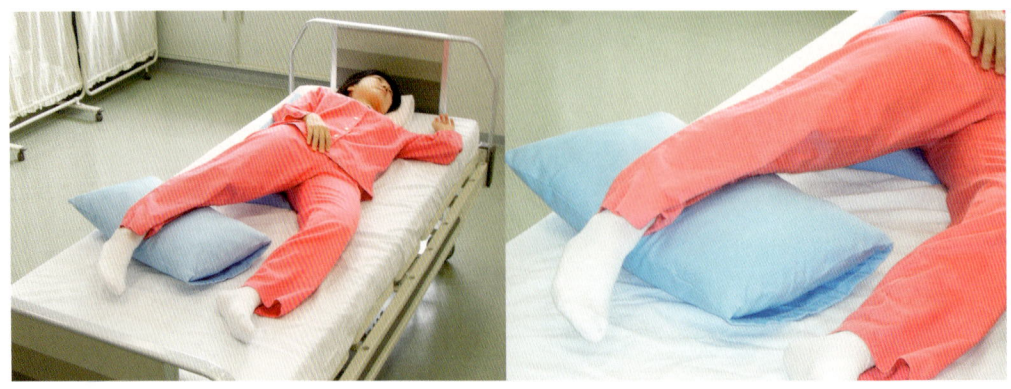

下肢を点で支えている

❸ 30度側臥位時のポジショニングピローの支え方の違い

換で部分的な筋緊張がみられる場合も同様なことがいえる。このような状態は、不快感を抱かせるだけでなく、調整能力がうまく機能しないために体位のくずれや変形につながる。したがって、点ではなく面で支えることで体圧を分散させ、リラックスさせることで筋緊張を緩和することが重要となる。

ただし、厚みのある高機能の体圧分散寝具（マットレス）を使用した場合には、支え方による体圧の違いはほとんどみられなくなる。しかし、下肢が宙に浮いている状態は改善しないため、患者は安楽に休むことができない。

ポジショニングでは、褥瘡発生予防の観点だけでなく、患者の安楽面からの考慮も重要である。そのため、ピローは点ではなく面で使用し、可能なかぎり接触面積が広がるような挿入方法・方向を検討しなくてはならない。

	体圧（分散性）		筋緊張
面で支える	接触面積が広い。右下肢にかかる圧はポジショニングピローの挿入により、均等である		下肢全体がポジショニングピローで支えられているため、緊張は生じない
	硬いマットレス使用時	高機能マットレス使用時	
点で支える	接触面積が狭い。右大腿部に浮きが生じるために右下肢が支えられていない。そのため右下肢の圧を左臀部で受けることになり、左臀部の部分圧が上昇している		宙に浮いている部分に緊張が生じる
	硬いマットレス使用時	高機能マットレス使用時	

❹ 下肢の支え方の違いによる体圧と筋緊張の比較

極意 3 体軸を自然な流れにする

　体軸の流れはアライメントといわれ、「一列に並べること、配列」の意味で使用される。

　ポジショニングを実施する際に体軸の流れを考慮することが重要なのは、身体のねじれやくずれといった「患者の動きに対する弊害（変形・拘縮の原因）」が生じるのを避けるためである。

　私たちは身体の"動き"を特に意識することはないが、基本的に、同じパターンで、しかも労力を浪費しない効率的な方法で動きを形成している。この基本パターンを繰り返すためには、正常なバランス反応（重力に反応する）＝正常姿勢反射機構が必要になる。たとえば「側臥位から腹臥位への寝返り」では、①支持面より頭を持ち上げ、②顔を寝返る方向に向ける、③頭が支持面にぶつからないように、頸部を軽く曲げ、④次に伸ばして顔面と後頭部を交互に保護し、⑤動作終了と同時に、頭をゆっくり支持面に付けるなどバランス反応を取りながら、同時に保護的な反応を、自由な頭の動きのよって行っている[1]。

　このように自然で無理のない、また身体を危険から守る行動を瞬時にとるためには、頭が体幹とどのようにつながっていなければならないか、どのように機能しなくてはならないかなど、正常で安全な動きをつくるためのメカニズムを理解することが重要である。そしてそのような動きのためには体軸の流れを整えることが必要であることを認識しなければならない。

　褥瘡発生との関連では、体軸の流れがゆがむことで身体に変形が生じ、身体の一部分の突出（飛び出し）を引き起こすこともあげられる。❺は、同じポジショニングピローを使用していても、挿入方法によっては体軸にゆがみを来すことを示す例である。下肢の変形にピローが沿っていないと上半身と下半身とで角度の違いが生じる（写真上）。この体位では、背部にねじれが生じるため、安楽ではないうえにバランスも悪い。右下肢、特に右踵部をきかせて踏ん張ろうとしてしまうため、右踵部の部分圧の上昇を引き起こすことになる。

　写真下では、上半身から下半身が自然な位置関係でまとまるように左下肢に挿入するピローの高さを調節している。体軸の流れをみると、ゆがみやある部分への力みというもの（力が入っている感じ）がないことが理解できるであろう。

文献
1) P.M. デービス著，冨田昌夫訳：Step to follow－ボバーズ概念にもとづく片麻痺の治療法．シュプリンガー・フェアラーク東京；2001.p.11.

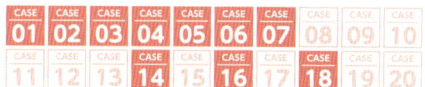

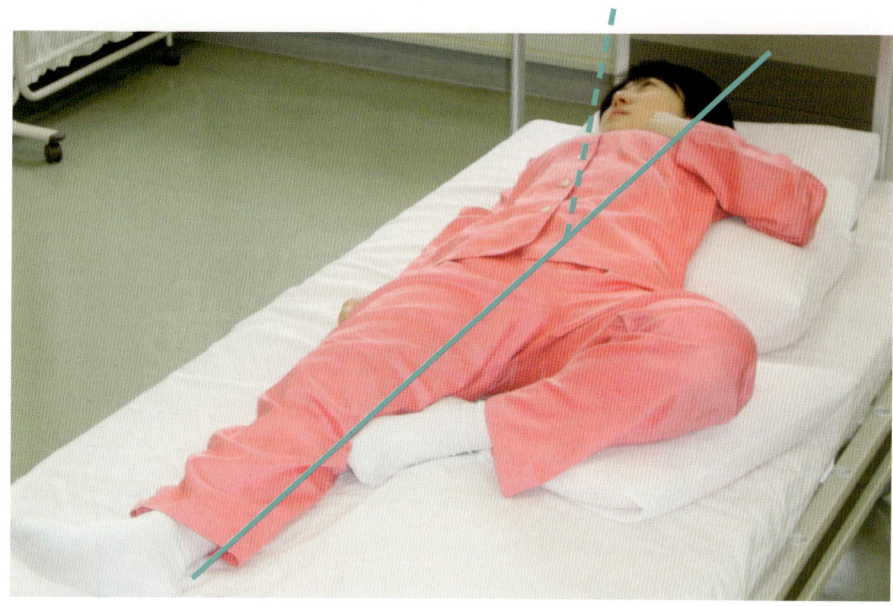

下肢の変形にピローが沿っていない

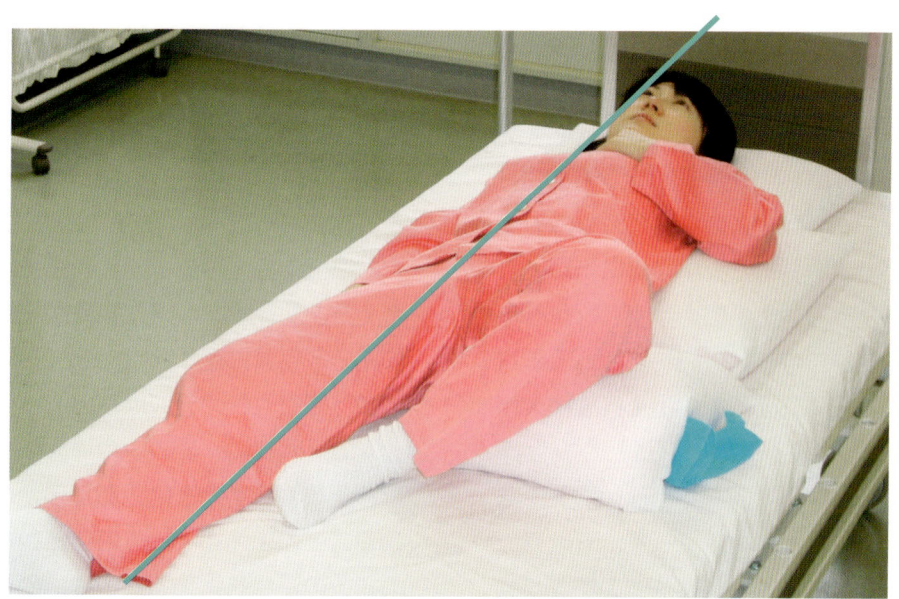

上半身から下半身が自然な位置関係でまとまるようにピローを折り曲げて高さを調整している。ピローにタオル（青色のもの）をはさみ、折り曲げの角度が変化しないようにしている。

❺ ポジショニングピローの挿入法による体軸の流れの違い

極意 4 ポジショニングピローの挿入の深さを考える

　ポジショニングピローの挿入の深さは、部分圧迫の範囲と大きさに影響を与える。

　同じ体位で、同じ種類・形状のピローを使用した際に、挿入の深さ（角度）を変えるだけで、体圧に変化が生じることを考慮しなくてはならない。体圧の上昇は、部分圧迫の原因となり、褥瘡発生とも関係してくるため、見落とせない点である。

　❻は同一体位において、ピローの挿入の深さを変えたときの体圧を比較したものである。上半身と下半身とに挿入するピローを入れ替えたとき、さらにベースの体圧分散寝具に硬いマットレスを使用した場合と柔らかい高機能マットレス（ここではグランデ®）を使用したときの体圧の比較をしている。上半身と下半身のピローを交換したのは、挿入の深さだけではなくフィッティングの悪さによる体圧への影響もあると考えたからである。

　ピローはビーズ素材のピーチ®「ノーマル」サイズと「ラージ」サイズの2種類のものを使用した。上半身に「ノーマル」、下半身に「ラージ」を挿入したときには体圧に問題は生じなかった（❻-1）。しかし、上半身に「ラージ」、下半身に「ノーマル」を挿入すると、上半身は挿入が深すぎるため（「ラージ」サイズのピローは厚みが厚いため、体幹下に入れると深い挿入になる）に右側へねじれ（傾く）、一方、下半身にはねじれがきかないために、左側への開きが強くなった（❻-2）。そのため、上半身は右へ、下半身は左へ引っ張られるようになり、仙骨部の圧が上昇する結果が示された。

　次に、ウレタン素材のポスフィット®（傾斜付きのピローと長方形のピロー）を用いて、同様の比較を行った。上半身に「傾斜付きのピロー」、下半身に「長方形のピロー」を挿入した場合、（ピローの端が脊柱部にあたるところを挿入の基準にすると）背部の傾斜に自然に沿い、上半身と下半身とにねじれは生じない（❻-3）。一方、上半身に「長方形のピロー」、下半身に「傾斜付きのピロー」を挿入した場合には、長方形のピローが背部に沿わず右側へ押されるようになるが、上半身の左側の一部が支えられる状態となるため、この状態のバランスの悪さから、左右のバランスをとるために（あるいは右側に押されている影響から）、右臀部圧が上昇する（❻-4）。

　このように挿入の深さの違いは、支えられているバランスの異常を引き起こし、それが部分圧迫や身体の違和感につながる。ただし、ベースに柔らかな素材の高機能の体圧分散寝具を使用した場合には、ある程度の分散性が得られるため、部分圧迫に関する問題は生じなくなる。しかし、身体のねじれによる違和感や疲労感などは継続することになる。

　ピローの挿入の深い・浅いは、圧の再分散の考え方と関係する。痩せて骨ばった状態の人を体圧分散寝具に寝かせたときに、ある部分の圧は減っても、その分、ほかのある部分の圧が増大する。同様に、ピローの挿入によってある部分の圧を減らすことは、ある部分へ圧を移動させることといえる[1]。このことからも、ピローの挿入の深さを考えることは、全体のバランスを整える観点からも重要だということがわかるだろう。

1）日本褥瘡学会用語検討委員会：日本褥瘡学会で使用する用語の定義・解説－用語集検討委員会報告3－. 日本褥瘡学会誌　2009；11(4)：556.

体圧分散寝具：硬いマットレス／グランデ®		ポジショニングピロー：ピーチ®（ノーマル／ラージ）	
1. 良い例 上半身：ノーマル 下半身：ラージ	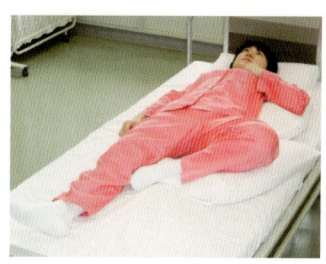	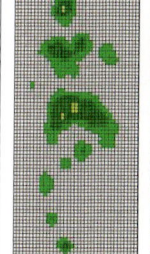 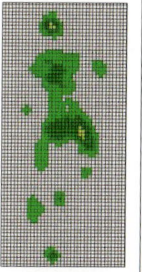 硬いマットレス　グランデ®	フィッティングがよく、仙骨部圧の上昇もない。高機能マットレス（グランデ®）ではさらによい体圧データになっている
2. 悪い例 上半身：ラージ 下半身：ノーマル	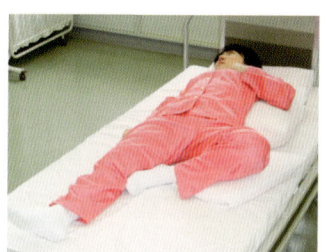	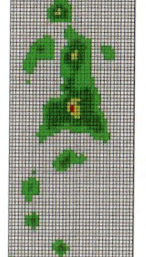 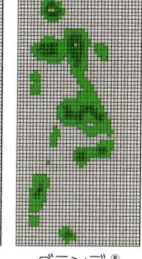 硬いマットレス　グランデ®	上半身のピローは厚みがあり、体幹下に入れると深い挿入となって角度が付くため、右臀部圧が高くなっている。グランデ®ではマットレスの機能により体圧分散されている

体圧分散寝具：硬いマットレス／グランデ®		ポジショニングピロー：ポスフィット®（傾斜付きピロー／長方形ピロー）	
3. 良い例 上半身：傾斜付きのピロー 下半身：長方形のピロー	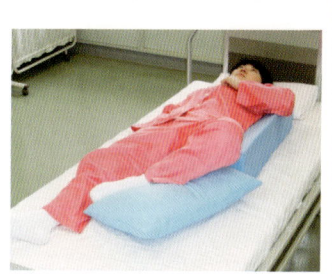	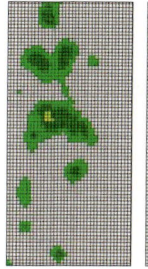 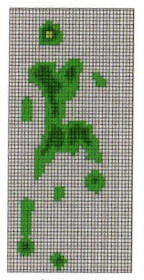 硬いマットレス　グランデ®	フィッティングがよく、体軸のねじれもない。右臀部の体圧がやや高くなる程度である
4. 悪い例 上半身：長方形のピロー 下半身：傾斜付きのピロー	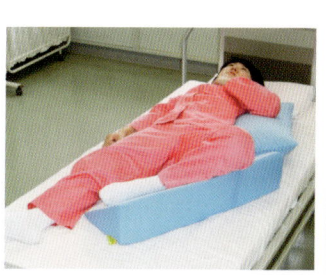	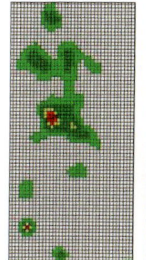 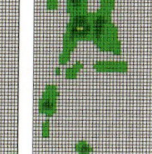 硬いマットレス　グランデ®	長方形のピローによって、深い挿入になっているため、右臀部圧が上昇している。グランデ®ではマットレスの機能によって、体圧分散は良好となっている

❻ ポジショニングピローの挿入の深さによる体圧の比較

極意 5 ずれ力を処理する

ずれ力は「背抜き」を例に考えると、その重要性が理解できる。背抜きについて日本褥瘡学会で使用する用語の定義・解説では「ベッドや車いすなどから一時的に離すことによって、ずれを解放する手技である」[1]とされている。

臥床している患者の頭もとを挙上する際、重力の関係から、身体が下方へ下がり、身体後面にずれ力が発生してしまう。このずれ力は、放置するとポケットを有する褥瘡発生の原因となるだけでなく、褥瘡を有する場合では創サイズを拡大することなどにつながる。

ずれ力の処理は、ずれが生じるおそれのある部位を一時的に解放させる（接触面を浮かせる）ことによって容易に行うことができる。

❼は通常の背抜き法ではなく、滑る手袋（ポジショニンググローブ®、以下、グローブ）を使用し、背上げの際に背部に生じるずれ力を解放しようとしたものである。張り付いている部分にグローブを装着した手を挿入し、下方へ流すことで張り付きを剥がし、ずれ力を解放させる。背部を指で刺激しないように、手の甲が背部に接触するように挿入する（❼-2）。この方法によりずれ力と同時に体圧も低下させることができ、背抜きと同様の効果が得られる。

体位変換の際にも後処理として、グローブを使用しずれ力を解放すると、患者の安楽感を一層高めることができる。ピローを挿入した際にグローブを使い、挿入したピローと身体の接触面へ介入を行うか否かで、体圧を比較すると❽のような結果となる。グローブ使用前では臀部に高い圧が生じているが、グローブ使用後はずれ力とともに体圧も低下している。

ピローを使用して体位保持をしなくてはならない患者は、自由に自身の身体を動かせない場合が多く、そのためピロー挿入によって生じる、ちょっとした衣服のしわや、ピロー自体のよれなどを調整することができない。これらのしわやよれはずれ力の増強と体圧を高めることにつながる。

グローブ使用による介入は、ずれ力の解放と体圧の低下をもたらし、ひいては患者の違和感の解消にも役立つ。このことは、体位変換後の安楽が一層高まることにもつながる。

1) 日本褥瘡学会用語検討委員会：日本褥瘡学会で使用する用語の定義・解説－用語集検討委員会報告3－. 日本褥瘡学会誌 2007；9(2)：230.

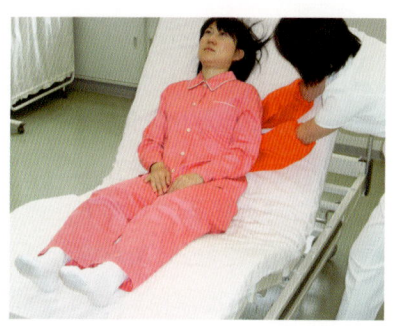
1 背部の張り付いている部位へのグローブの挿入

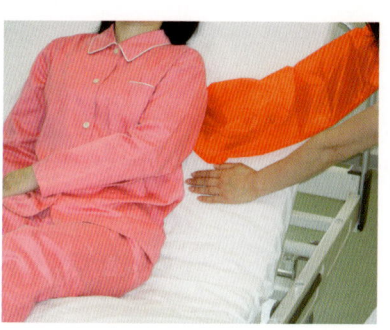
2 患者に違和感を与えない手の挿入

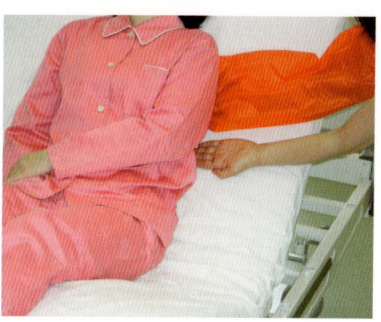
3 患者に違和感を与える手の挿入

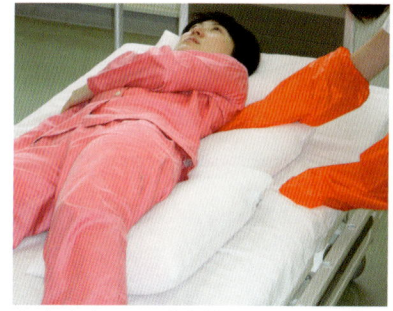
4 上半身で一番密着しているところ（肩部）へ手を挿入する

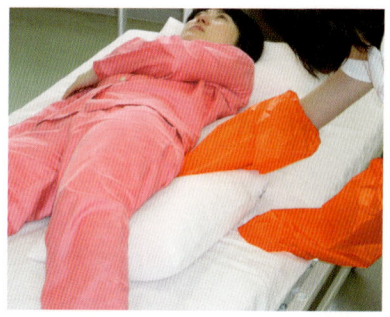
5 下半身で一番密着しているところ（臀部）へ手を挿入する

❼ 滑る手袋（ポジショニンググローブ®）を使用したずれ力の解放

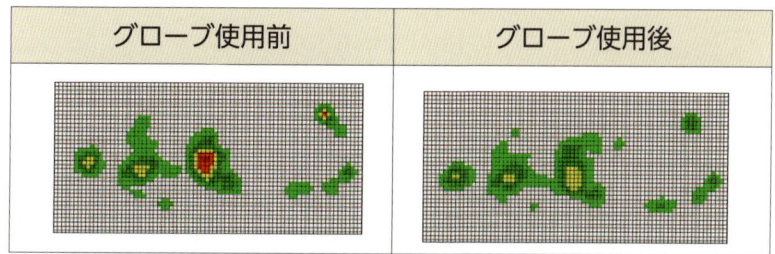

体圧分散寝具：硬いマットレス　使用したポジショニングピロー：ピーチ®

❽ ポジショニンググローブ®使用前後の体圧の違い

極意 6 重力を利用する

　地球上にあるすべての物体は重力の影響を必ず受ける。人体もまた同様である。そこでアライメントを考慮した上での適正なバランスの体位管理の設定には重力の影響を考える必要がある。

　臨床現場では、脳卒中の後遺症、臥床位や座位での不良肢位、縮まった不良肢位での不動などによる外因性の拘縮が多くみられる。そこで、ここでは拘縮などへ刺激を与える意味で、ポジショニング実施時に重力を上手に使うことを提案したい。

　安定・不安定という観点からは、重心線が支持基底面の中心に近いほど安定し、逆に中心から離れるほど不安定になり、動きをつくりやすくなる。そのことを踏まえ、重力を利用して動きを作りやすいように支える（＝ポジショニングする）ことを勧めたい。

　❾は脇の拘縮に対するポジショニングピロー挿入のパターンを示したものである。臨床現場では、脇の拘縮が安定するように、抱きかかえやすいようにピローを挿入する場合（写真上）が多いだろう。しかし、これでは、重心線と支持基底面の関係から体位が安定し、拘縮は一層固定してしまう。一方、重力を利用し、上肢が体幹から離れるように挿入する（写真下）と、脇が徐々に開いてくるようになる。脇が開けば、寝衣交換などの日常生活支援が行いやすくなり、また拘縮が進まなければ、変形などで身体の一部が飛び出すなどといったことがなくなるため、褥瘡発生の危険性を低めることもできる。

　拘縮のある患者などは、体位変換や寝衣交換、ピロー挿入などによる刺激や痛みから、筋緊張を起こすことが多い。しかし、患者がその体位になじみ、痛みもなく落ち着けば、筋肉は弛緩する。弛緩した際に、ピローの挿入方法や角度について、重力を利用するように工夫することは、拘縮の増強予防や改善につながると考える。体位を安定から不安定にし動きをつくるよう援助する、重力をうまく活用する、ということが重要である。

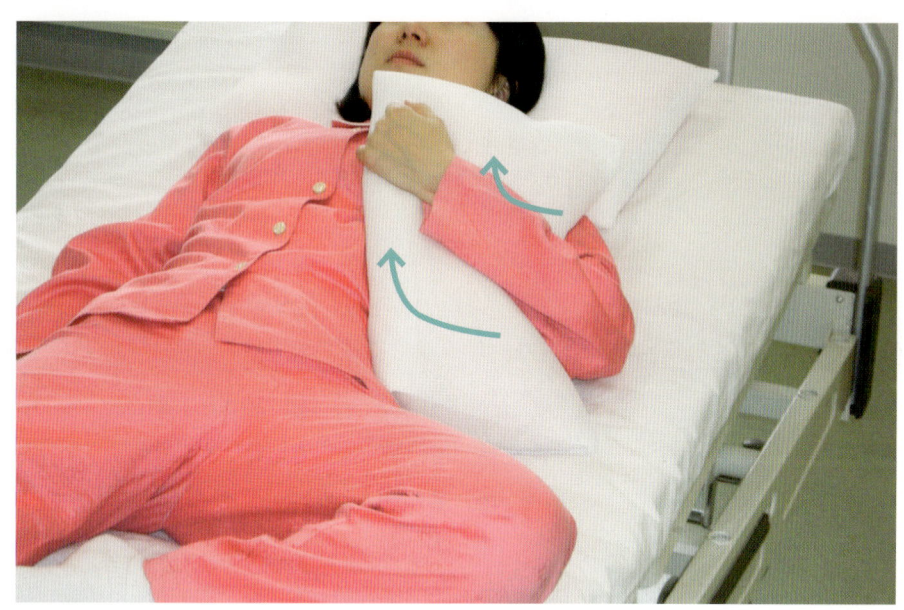

悪い例：抱きかかえやすい（内転を支える）ようにピローを挿入

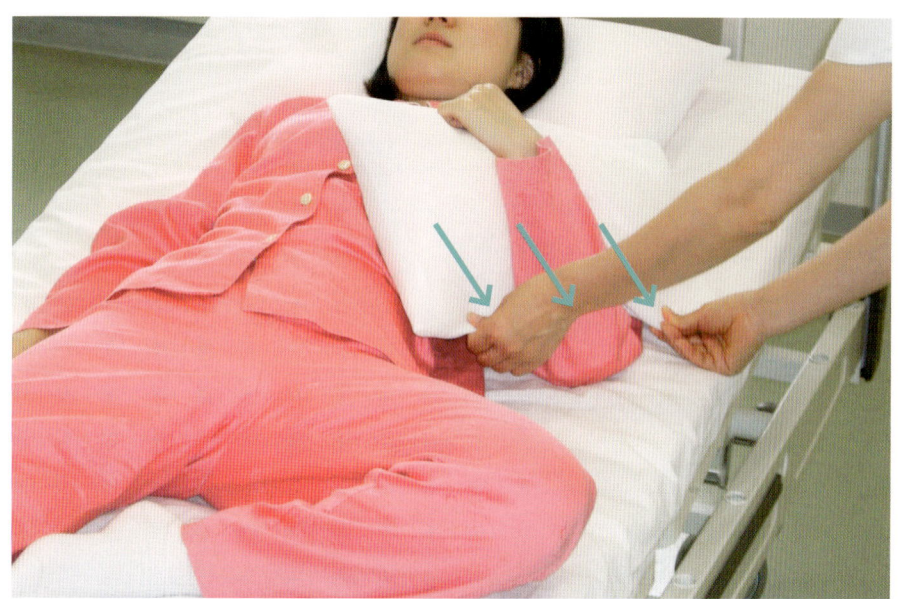

良い例：重力を利用し、上腕が体幹から離れるように挿入

❾ **脇拘縮に対するポジショニングピロー挿入のパターン**

Chapter 2

WOCナースが実践
ポジショニングの
わざとコツ

Chapter 2 WOCナースが実践 ポジショニングのわざとコツ

実践に役立つケースインデックス

ここで紹介するのは、本章で掲載している20ケースの一覧である。ポジショニングの適応事例を探すには、言葉で整理された情報より、その状態像をひと目でわかる画像情報のほうが役立つ場合があるからである。

写真下には、①ポジショニングで重要となる「極意」の番号、②ポジショニングの実施部位、③患者の抱えるリスク要因をテキストで示した。

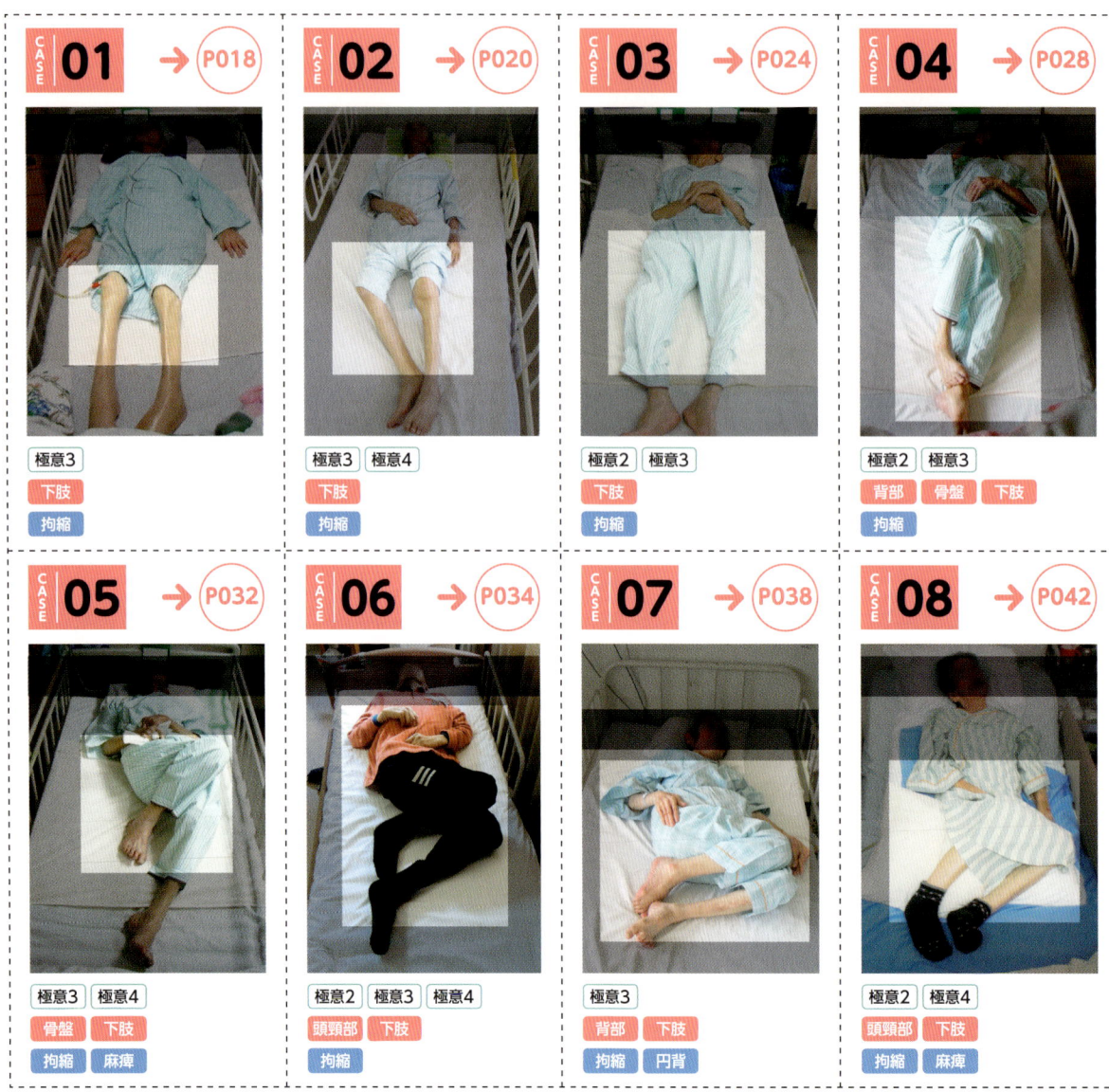

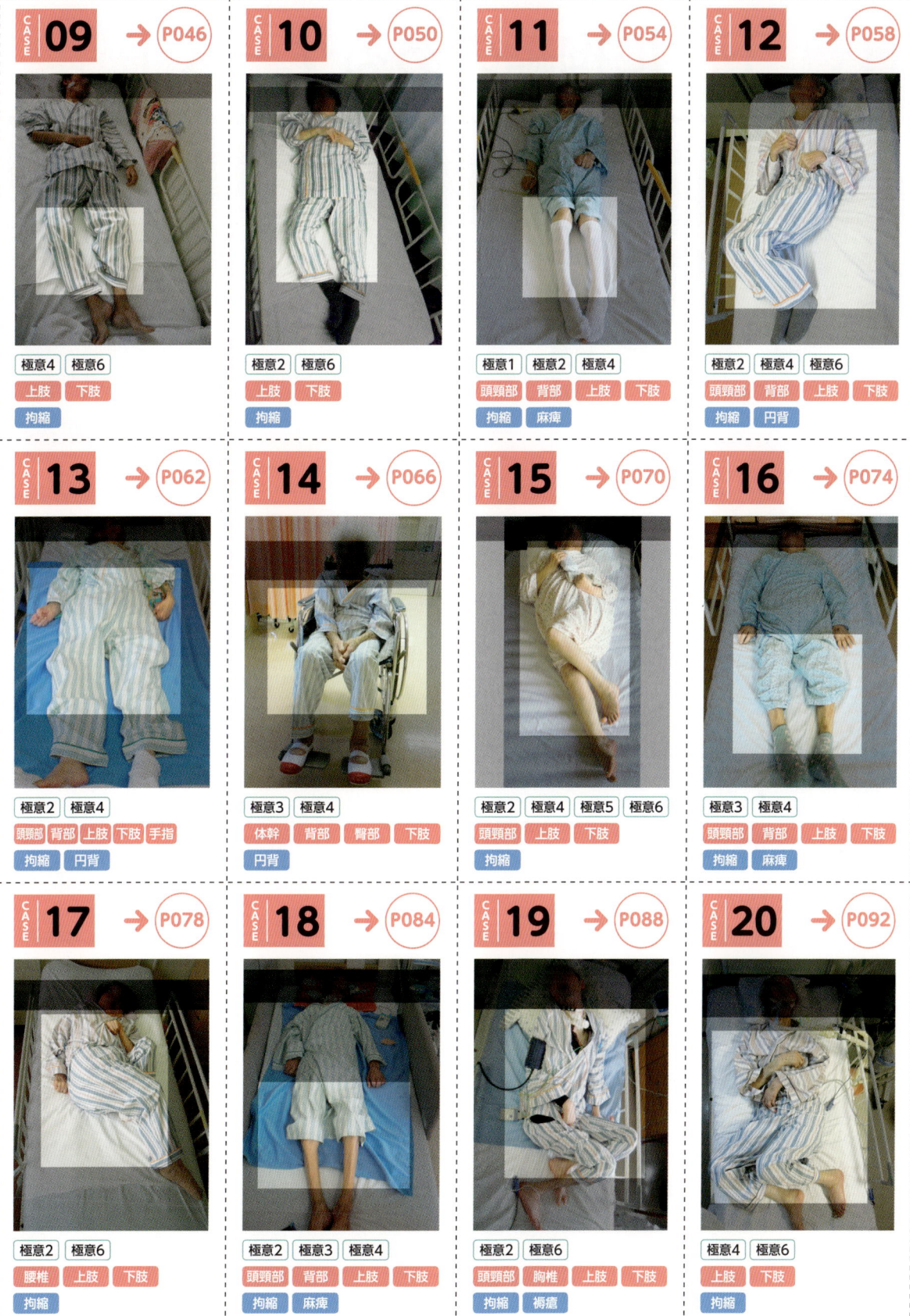

CASE 01 下肢に拘縮のあるケース①

ケース紹介

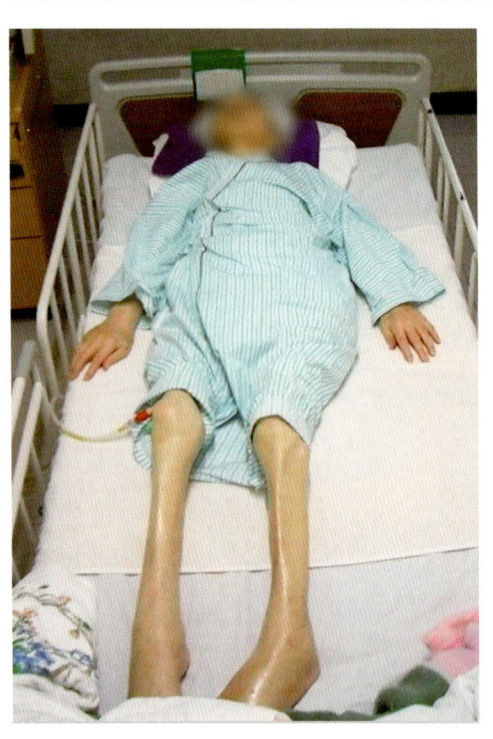
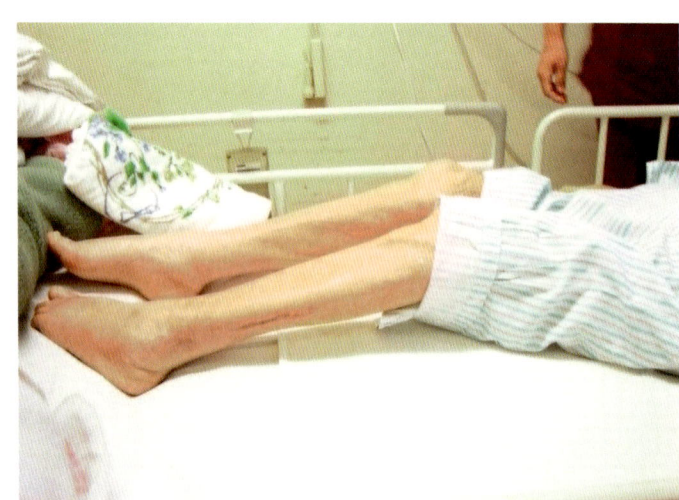

患者情報

92歳、女性。
既往として小脳梗塞があり、数年前よりベッド上での生活となっている。麻痺はないが、長期にわたるベッド上での生活のため、筋力低下が著しく、自力体動はほとんどない。嚥下運動には問題がなく、経口摂取可能である。体圧分散寝具は、栄養状態不良による褥瘡リスクを考えて体圧分散を重視した厚型のトライセル®を使用している。

体位・姿勢の特徴

上肢の拘縮はなく他動運動により関節可動域は保たれている。下肢は筋力低下により自力での肢位保持は困難である。膝関節の伸展拘縮があり、完全な伸展が困難で、仰臥位にて膝下に隙間ができている。仙骨部は臀筋のるい瘦（やせ）より骨突出がみられる。骨盤のねじれや明らかな円背はない。

極意3
下肢
拘縮

Chapter 2 Case 01 下肢に拘縮のあるケース①

ポジショニングの検討

下肢

→ ポジショニング前

両踵部に局所的に圧がかかっている（左踵部圧：46mmHg、右踵部圧：39mmHg）。仙骨部の骨突出を認める（ただし、体圧分散寝具によって圧は分散されている〔仙骨部圧：25mmHg〕）。両下肢がやや内転傾向にある。両膝関節の拘縮により、膝下に隙間ができている。

→ ポジショニング後

背部には傾斜付きポジショニングピロー（Ⓐ）を挿入する。
右膝から足首にかけて隙間を埋めるようにピロー（ⒷⒸ）を挿入する。
左股関節を屈曲させると外転拘縮があり、左下腿が浮いているのでピロー（Ⓒ）を挿入する。
各部の体圧は、左踵部圧：25mmHg、仙骨部圧：13mmHg、左側胸部圧：17mmHgとなった。

→ まとめ

側臥位時、下方に置かれる下肢下にピローが必要な場合、ピローの厚さを考慮しないと、体軸のねじれを引き起こすことがある。
股関節に拘縮などがある場合は、下肢は伸展させるよりも屈曲させるほうが筋緊張を招かない。

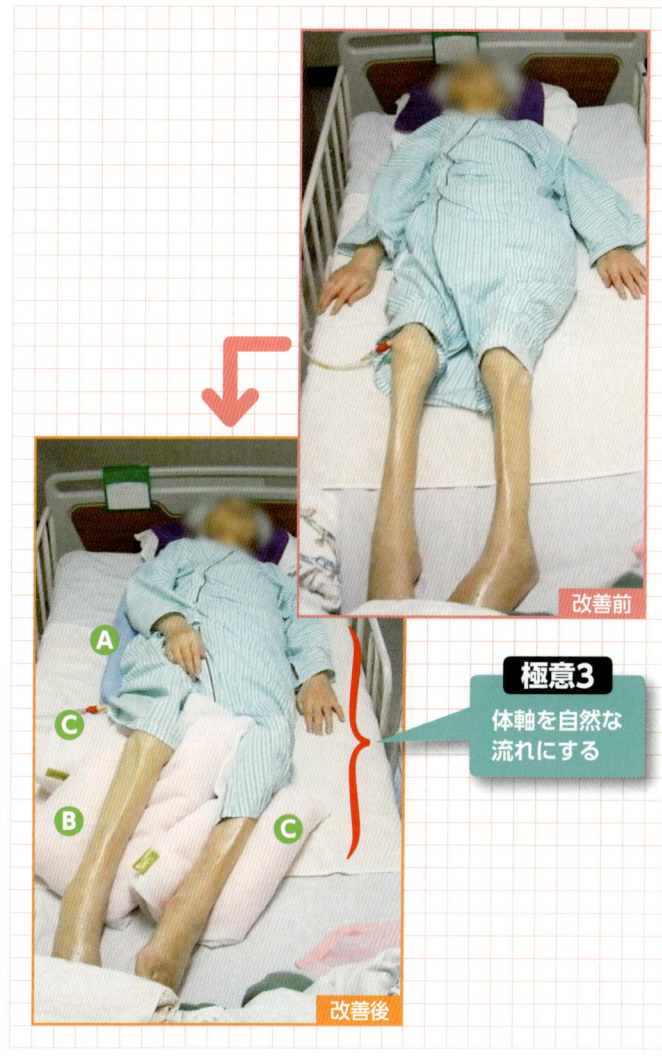

改善前

極意3
体軸を自然な流れにする

改善後

使用物品　　Ⓐ P.099（7）　　Ⓑ P.098（1）　　Ⓒ P.098（1）

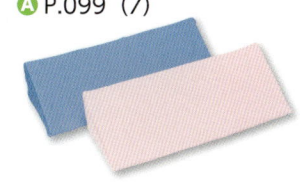  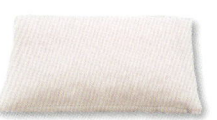

CASE 02 下肢に拘縮のあるケース②

ケース紹介

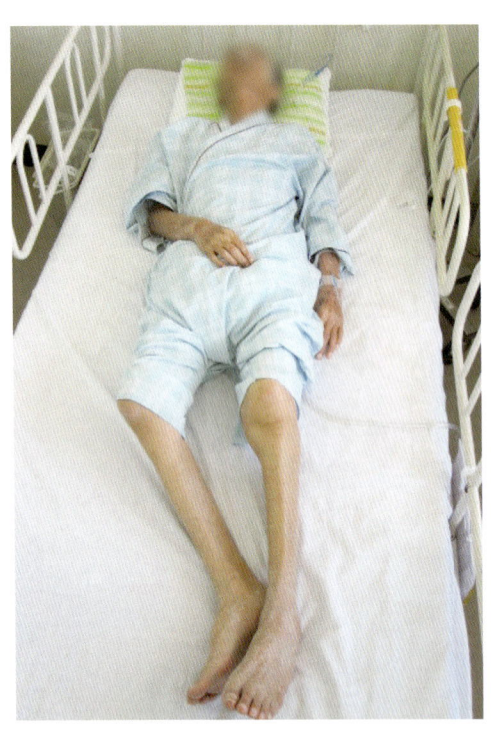
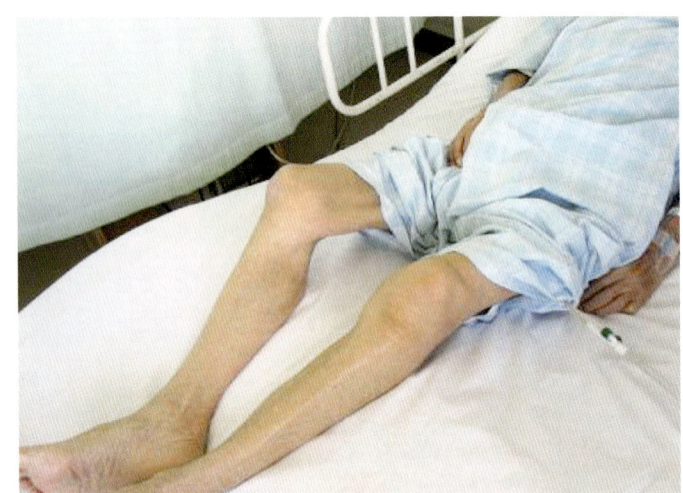

患者情報

80歳、男性。身長153cm、体重40kg。ALB 2.6g/dL、Hb 12.4g/dL、Ht 36.6%。
胃がんで手術の既往がある。大腿骨頸部骨折を契機に寝たきりとなった。誤嚥性肺炎を繰り返すため、経管栄養をしている。意識レベルは清明。会話は可能であるが、認知症がある。
体圧分散寝具は自力体動を進めることを考えオムニマット®を使用していたが、リハビリテーションが進まず体圧分散を重視した厚型のグランデ®へ変更した。体位変換は左右30度の側臥位と仰臥位の組み合わせで行っており、経管栄養時に頭側挙上30度としている。

体位・姿勢の特徴

上肢は自由に動かすことができる。両下肢は屈曲できるが、写真でみられる以上の伸展はできない。右股関節はいつも外転している。下半身が右に軽度傾いており、ねじれが生じている。

極意3　極意4
下肢
拘縮

Chapter 2
Case 02
下肢に拘縮のあるケース②

ポジショニングの検討：仰臥位

下肢

ポジショニング前

両膝に軽度の屈曲拘縮がみられる。そのため臀部と踵部で下半身の体重を支えている。
右膝が右側に倒れるため体軸のねじれがみられ、右臀部に圧が集中している。

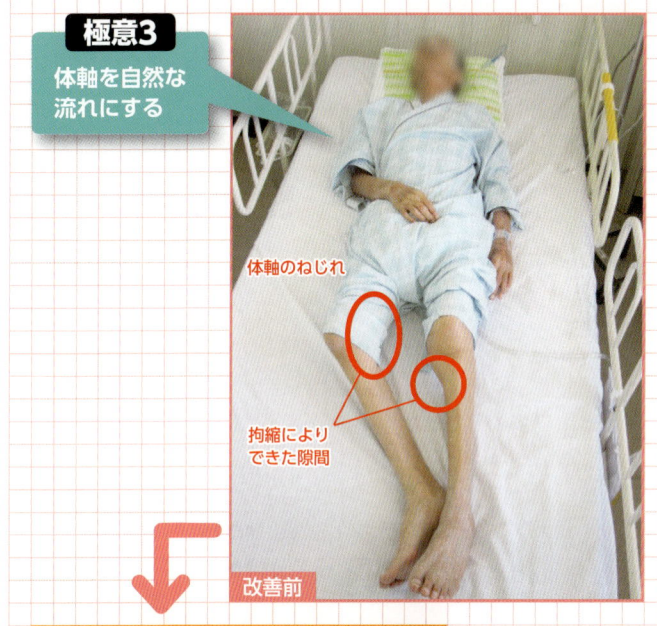

極意3
体軸を自然な流れにする

体軸のねじれ
拘縮によりできた隙間
改善前

ポジショニング後

右下肢は中間位となるように、右股関節が外側へ開かないように意識しながら、両膝下にポジショニングピロー（Ⓐ）を挿入する。体軸の傾きは、右膝頭が天井を向いているかで評価する。挿入するピローを膝の屈曲の程度に合わせることで、下肢を自然な中間位にでき、体軸もまっすぐになる。このとき、踵部の圧迫にも注意する。

まとめ

体軸をまっすぐにし、両膝関節の拘縮が進まないようにする。そのためには、右下肢が中間位となるようピローで整える。また下肢の緊張が解けるような安楽なポジショニングを行う。
膝下に挿入するピローが高すぎると、膝の屈曲拘縮を刺激するおそれがあるため注意する。

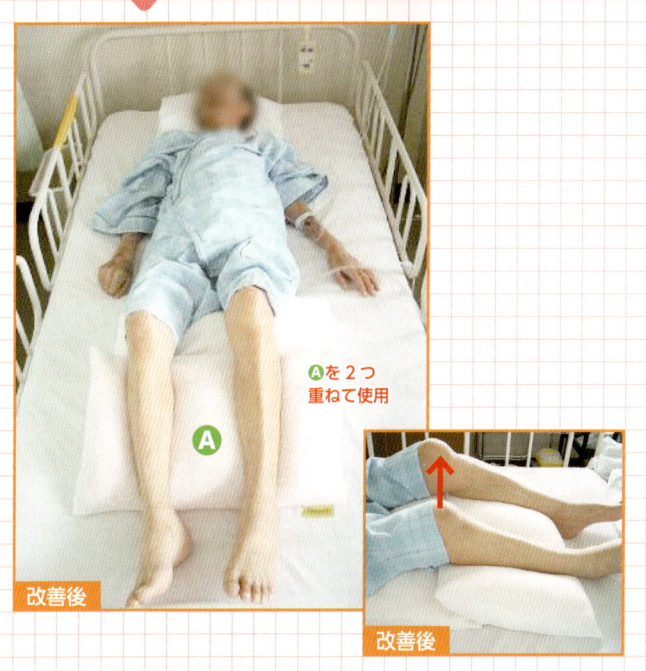

Ⓐを2つ重ねて使用
改善後

CASE 02 下肢に拘縮のあるケース②

ポジショニングの検討：頭側挙上

下肢

→ ポジショニング前

頭側挙上をしたときに膝下の隙間が拡大し、さらに臀部・踵部の狭い面積で下半身の体重を受けるようになるため、部分圧迫が増大している。

→ ポジショニング後

膝下の隙間は、膝とベッドの屈曲点が合わないことから生じる。そのためベッドの足上げ機能は使用しない。浮いた膝下の隙間をポジショニングピロー（Ⓐ）で埋める。隙間がないようにピローを挿入することで、下腿や踵部にかかっていた圧を分散する。このときピローは臀部下から挿入し、踵部が浮くようにする。
挿入するピローの高さによっては、膝の屈曲拘縮を刺激するおそれがあるため、ピローを入れすぎないよう留意する。また、ピローの高さ調整は、踵部の接地の有無も合わせて考えなくてはいけない。

→ まとめ

膝の重みで下肢が左右のどちらかに倒れ、体軸のねじれを生じる場合がある。
体軸のねじれの調整では、
①膝下にできた隙間への対応
②下肢を中間位に近づけるために股関節をどのような位置にするかを意識すること
が大切である。膝下の隙間をなくし、全身がベッドに接触するポジショニングにすることが重要である。

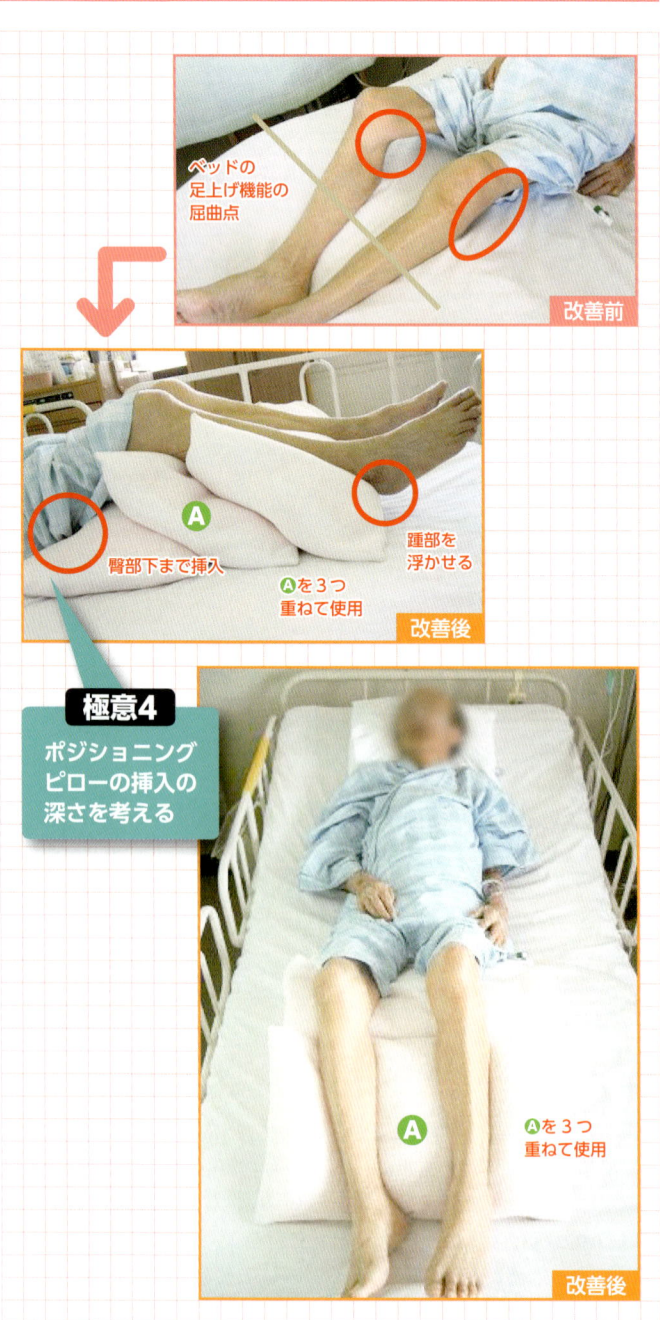

極意4 ポジショニングピローの挿入の深さを考える

極意3 　極意4

下肢

拘縮

Chapter 2

Case 02

下肢に拘縮のあるケース②

使用物品　Ⓐ P.098（1）

> **コラム**　**溝をつくって、安楽・安定感増大！**

ビーズ素材のポジショニングピローを使用する際には、小さな工夫が安楽・安定感を増大させる。

写真のように、上肢や下肢などを置きたい位置に溝をつくる。この溝に沿うように、上肢や下肢を乗せると、安楽感と安定感を得ることができる。ピーチ®は、ビーズの素材特性から、やわらかさがあるが"こし"もあるため、乗せた部位をしっかり固定できるので体重が乗り、形状の安定性が増す。

通常の状態（形状は山状）のまま上肢や下肢を乗せると、はじめは山状の頂上に上肢や下肢が乗る感じとなり、体重が次第にかかることで徐々になじむ。一方、最初からピローに溝をつくると、上肢や下肢が置かれた時点で、安楽感・安定感をもたらすことができる。また、溝をつくり上肢や下肢を乗せても、底付きすることはないので、安心である。

微妙に動いてしまい体位がくずれやすい患者の場合、体重がかかることで体位が安定するピローを使用すると、体位のくずれを予防できる。ピローカバーは滑りのよい素材が使われているので、ずれなどによるスキントラブルへの心配も減る。

ここではビーズ素材のピローについて紹介したが、ウレタンチップのピローなどでも、この方法は応用できるだろう。「ここ掘れ、ワンワン！」ならず「溝ほれ、ピロー！」である。

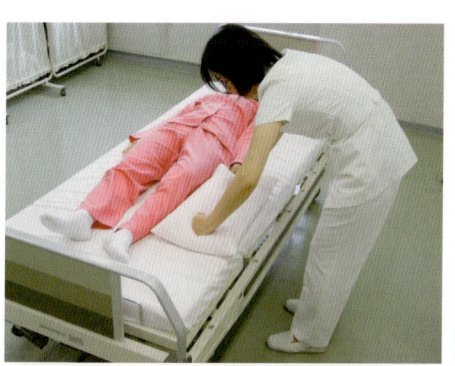

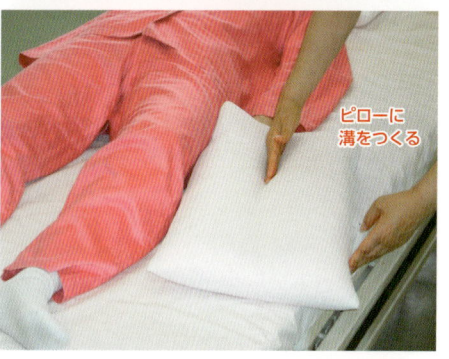

ピローに溝をつくる

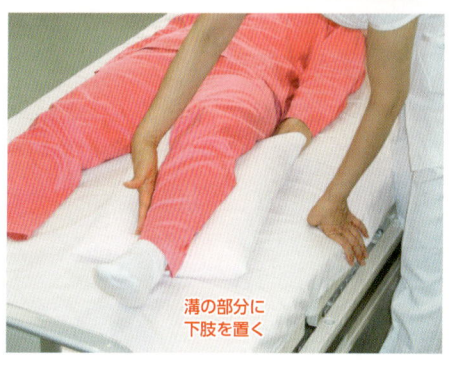

溝の部分に下肢を置く

CASE 03 下肢に拘縮のあるケース③

ケース紹介

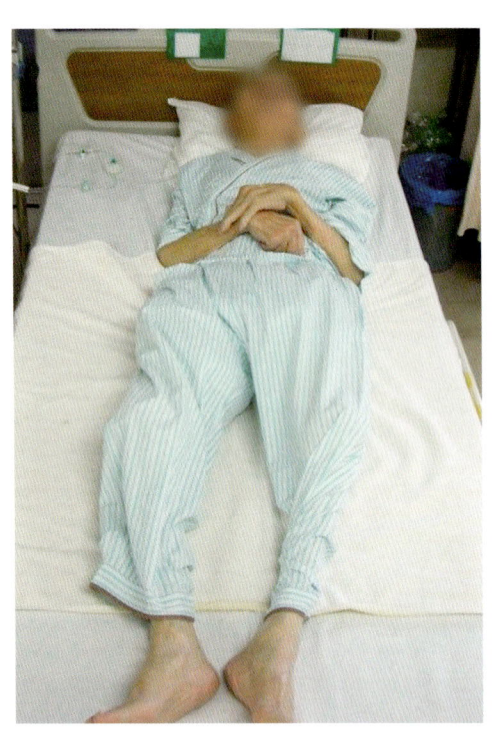
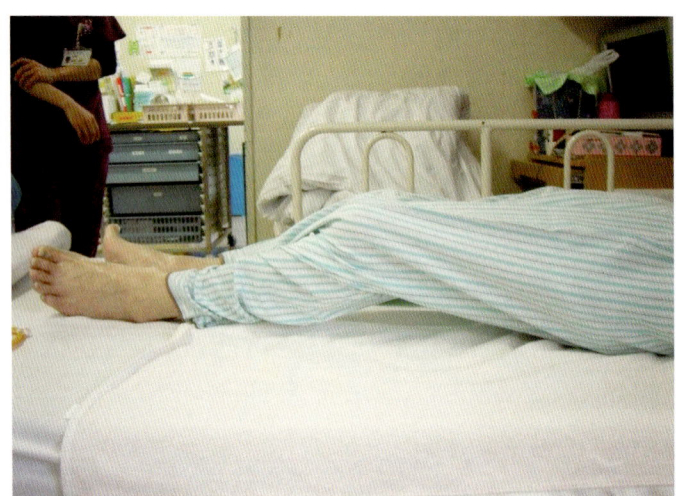

患者情報

79歳、男性。
気管支拡張症があり、肺炎で入院。入院前にはADLに問題はなかったが、入院後、呼吸状態の悪化に伴い、半年以上ベッド上臥床が続いた。その結果、麻痺はないが、長期安静に伴う筋力低下と下肢拘縮がみられるようになった。嚥下運動には問題がなく、経口摂取可能である。体圧分散寝具は良好な体圧分散を目指し、コンフォケアマットレス®を使用している。

体位・姿勢の特徴

るい痩が著明で、骨突出がみられる。上肢には拘縮はない。両下肢ともに膝関節の屈曲・伸展拘縮があり、完全な伸展が困難である。
両股関節は外転した状態で拘縮しており、特に右下肢が強い。左下肢に比べて右下肢の外転が強いため、骨盤が右側に傾いている。

極意2　極意3
下肢
拘縮

Chapter 2
Case 03
下肢に拘縮のあるケース③

ポジショニングの検討：仰臥位

下肢

ポジショニング前

両踵部に局所的に圧がかかっている（左踵部圧：53mmHg、右踵部圧：57mmHg）。
骨突出により仙骨部に圧が集中している（仙骨部圧：68mmHg）。
両膝関節の拘縮により、膝下から大腿にかけて隙間ができている。

ポジショニング後

股関節を中間位に支持するように、臀部から大腿部下にポジショニングピロー（Ⓐ）を挿入する。また、膝下の隙間を埋めるようにピロー（Ⓑ）を挿入する。大腿部の隙間にもピロー（Ⓑ）の端を敷き込むようにして挿入する。

まとめ

臀部へ挿入することで股関節の肢位を調整できる。また、ピローで隙間を埋めることより、局所的な圧の偏りが改善される。
臀部から大腿部に挿入する場合は、臀部圧を上昇させないよう、大腿部下に挿入するピローの厚さに留意し、下肢がせり上がらないように注意する。
下肢の形に沿って成形できるピローを使用することで、体位保持が行いやすく、体圧分散も効果的に行える。

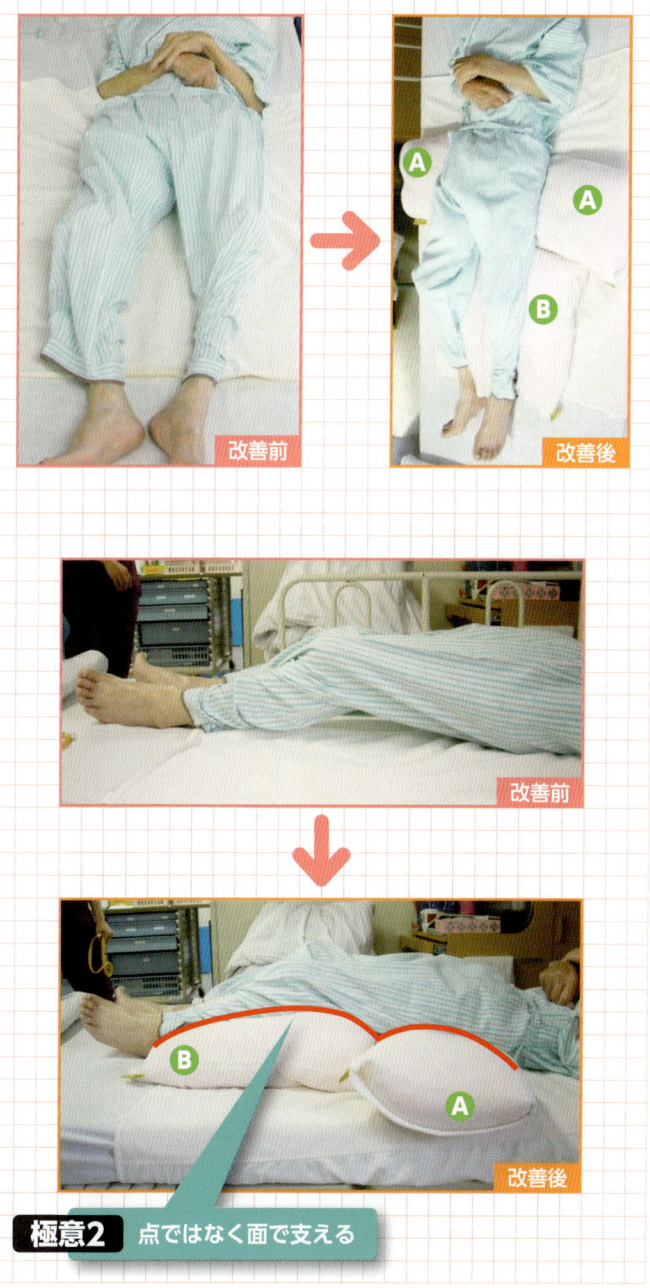

極意2　点ではなく面で支える

CASE 03 下肢に拘縮のあるケース③

ポジショニングの検討：右側臥位

下肢

→ ポジショニング前

左膝下に大きな隙間がある。
右踵部、右肩部に圧が偏っている（右踵部圧：39mmHg、左踵部圧：12mmHg、右肩骨頭部圧：28mmHg、仙骨部圧：21mmHg）。

→ ポジショニング後

背部（Ｃ）と大腿部（Ｄ）に傾斜付きポジショニングピローを挿入する。大腿部は隙間を埋めるようにする。下腿部は隙間に沿うように成形できるピロー（Ａ）を使用し、下肢を十分に支持する。

→ 残された課題とコメント

両下腿にピローが挿入されているため、上半身は右側に、下半身は上向きになっており、骨盤にねじれが生じている。
踵部の圧を気にするあまり、下腿に挿入するピローが多くなっている。下肢の挙上により仙骨部圧が上昇した（21mmHg → 30mmHg）。

→ まとめ

上半身と下半身の流れを意識する。
下肢は、左右同一の介入を行うのではなく、体軸の流れを考えて左右で異なった介入を行う。

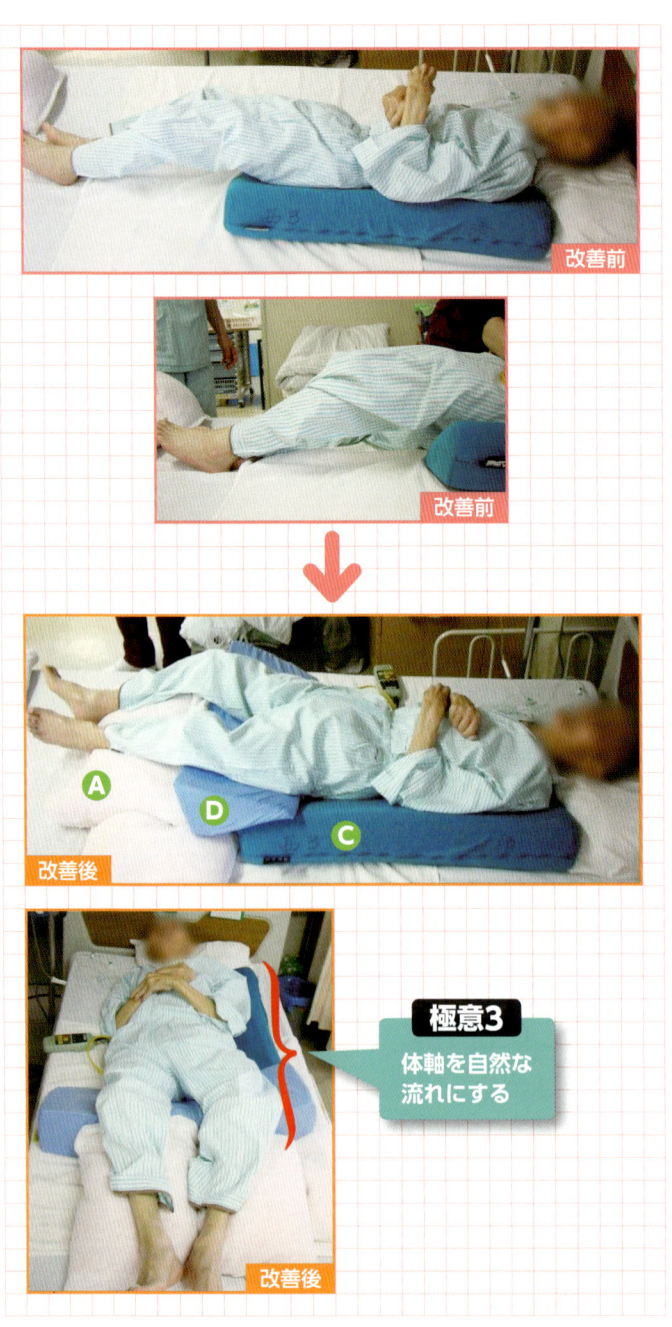

極意3
体軸を自然な流れにする

極意2 極意3
下肢
拘縮

Chapter 2
Case 03
下肢に拘縮のあるケース③

使用物品　Ⓐ P.098（1）　Ⓑ P.098（1）　Ⓒ P.101（22）　Ⓓ P.099（7）

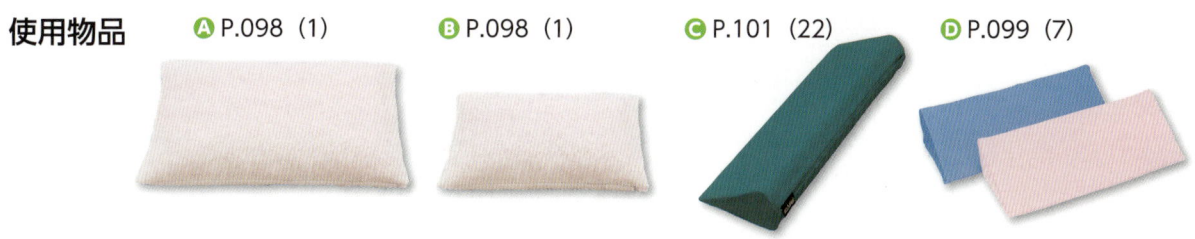

コラム　体位移動の際に保持する位置

患者の身体をベッド上で移動するとき、どの部位で体を支えるのか？　臨床でよく見かけるのは、最も身体の下に手を入れやすい腰と大腿部に手を入れる方法である（**写真①**）。しかし、この方法で体を移動すると、褥瘡好発部位とされる仙骨部をベッド上でひきずってしまう。特に、骨突出が強い患者や仙骨部にすでに褥瘡がある患者の場合、この行為が褥瘡悪化の原因となることがある。したがって、このような場合、介助者の手を仙骨部の下にあてて、患者の骨突出部に直接摩擦の影響を与えないようにして移動することが重要である（**写真②**、**図①**）。

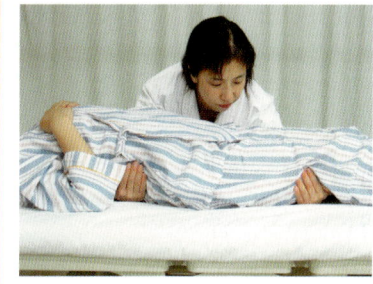 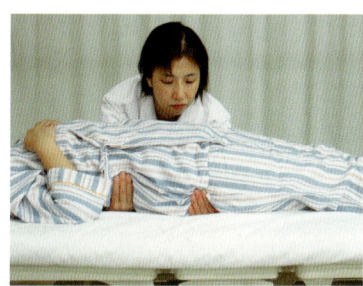 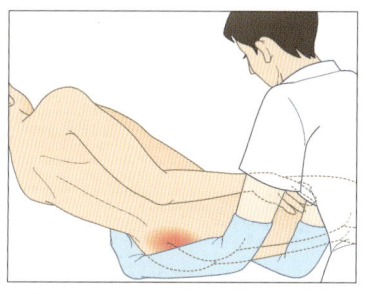

写真①　悪いやり方　　**写真②**　よいやり方　　**図①**　よいやり方

CASE 04 下肢に拘縮のあるケース④

ケース紹介

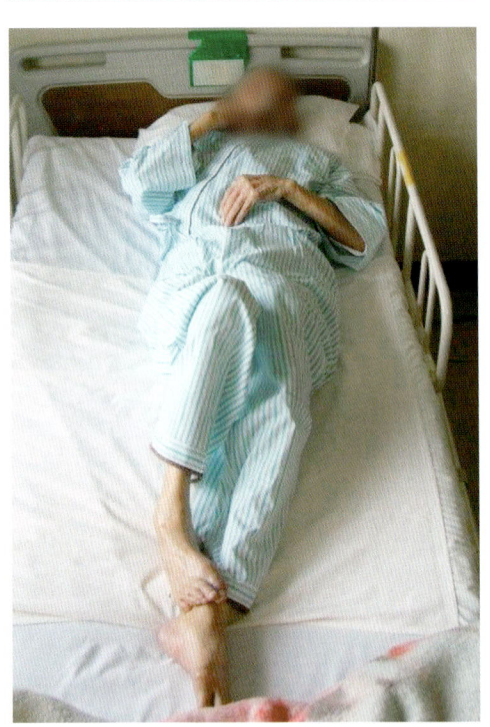
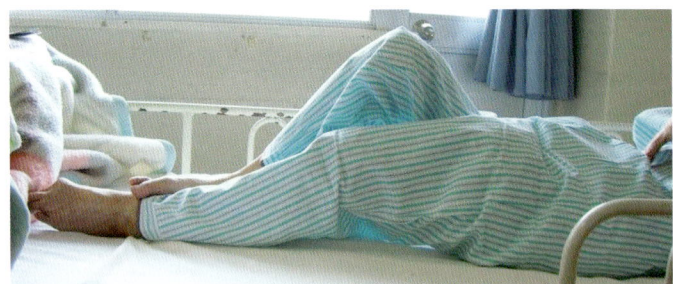
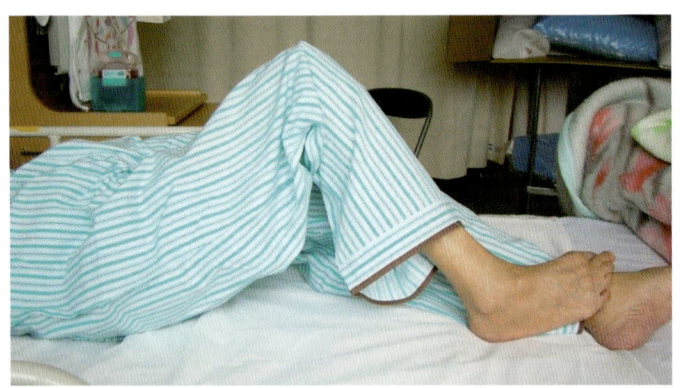

患者情報

89歳、男性。
脳梗塞の既往がある。明らかな麻痺はなく、以前は杖歩行が可能であったが、自宅で転倒して以来、ベッド上の生活となっている。体圧分散寝具は良好な体圧分散を目指して、トライセル®を使用している。

体位・姿勢の特徴

るい痩があり、仙骨部の骨突出を認める。上肢の拘縮はないが、安静時には右下肢を屈曲した状態が多く、両下肢が交差しやすい。左股関節・膝関節は他動運動で多少屈曲するが、ほぼ伸展した状態で拘縮している。仰臥位では、骨盤は右に傾いた状態でねじれている。ポジショニングを行っても、上体のみを動かすため体位がくずれる。

ポジショニングの検討

背部

→ ポジショニング前

骨盤の傾きにより仙骨部が少し浮いており、右臀部に圧が偏った状態である（仙骨部圧：36mmHg）。

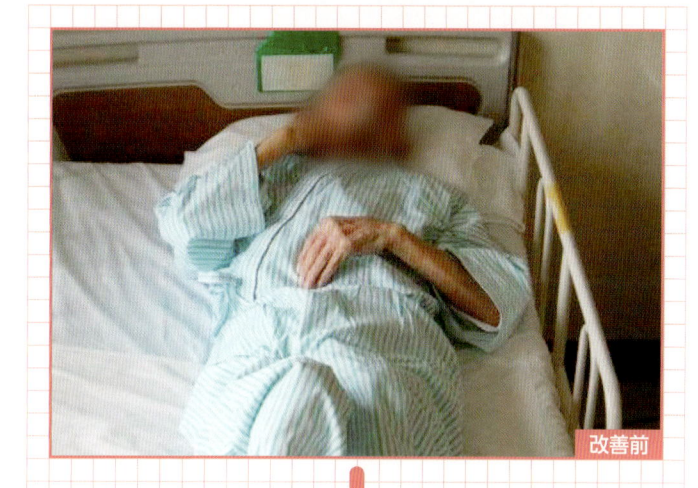

→ ポジショニング後

背部にポジショニングピロー（A）を挿入することで、右に傾いていた下半身が修正され、骨盤のねじれを補正しやすくなった。仙骨部の局所的な圧迫も改善された（仙骨部圧：36mmHg → 15mmHg）。

極意3　体軸を自然な流れにする

→ まとめ

背部にピローを挿入したことで、骨盤の傾きによる局所的な圧迫を改善できる。

CASE 04 下肢に拘縮のあるケース④

下肢

→ これまでのポジショニング

両下肢の下（下腿部）にポジショニングピローが挿入されているため、骨盤がねじれたままになっている。

大腿部に隙間があり、仙骨部に圧が集中している（仙骨部圧：36mmHg）。

両下肢の交差を予防するためにタオルが挿入されているが、小さく折りたたんでいるため、右下肢の自動運動によってはずれやすく機能を果たしていない。厚みが不十分なため下肢の交差を予防できていない。また、ずれによる皮膚損傷の可能性がある。

改善前

→ 改善後のポジショニング

骨盤のねじれをなくすために、両足の間に挟むようにピロー（Ⓑ）を挿入する。このときに両下肢の交差を防ぐため、厚みのあるピローを選択する。

右下肢が伸展していくようにピローは右下肢に沿うように使用する。左下肢側にはピローを使用せず、体圧分散寝具で支持し、部分的な圧迫を予防する（仙骨部圧：36mmHg → 15mmHg、左踵部圧：38 mmHg → 18 mmHg）。

極意2 点ではなく面で支える

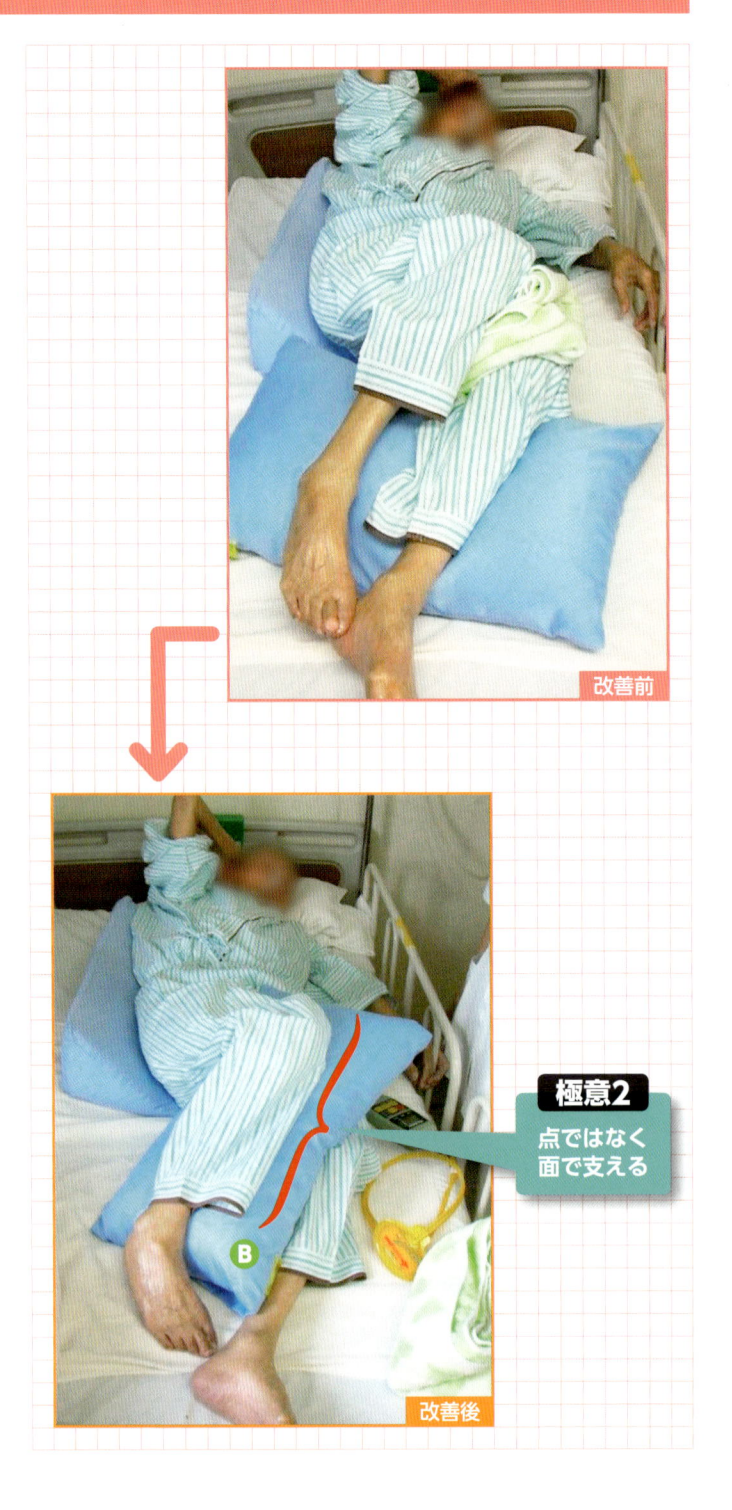

改善後

| 極意2 | 極意3 |
| 背部 | 骨盤 | 下肢 |
| 拘縮 |

→ まとめ

右膝から末梢に向けて縦方向にピローを挿入することで、下肢の屈曲を予防できた。
側臥位の場合は、両下肢下への介入を目指すのではなく、課題の多い側の下肢への介入を検討し、改善されない場合はもう一方への介入を行う。

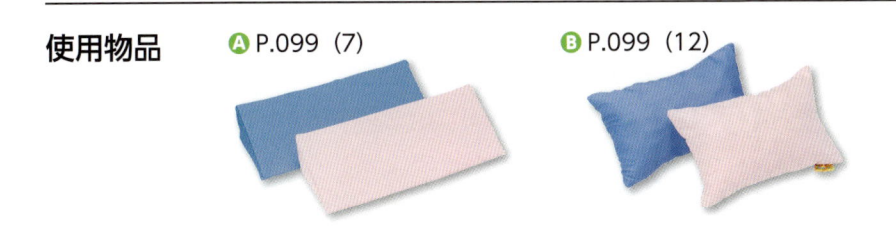

使用物品　Ⓐ P.099（7）　　Ⓑ P.099（12）

CASE 05 下肢に麻痺と拘縮のあるケース

ケース紹介

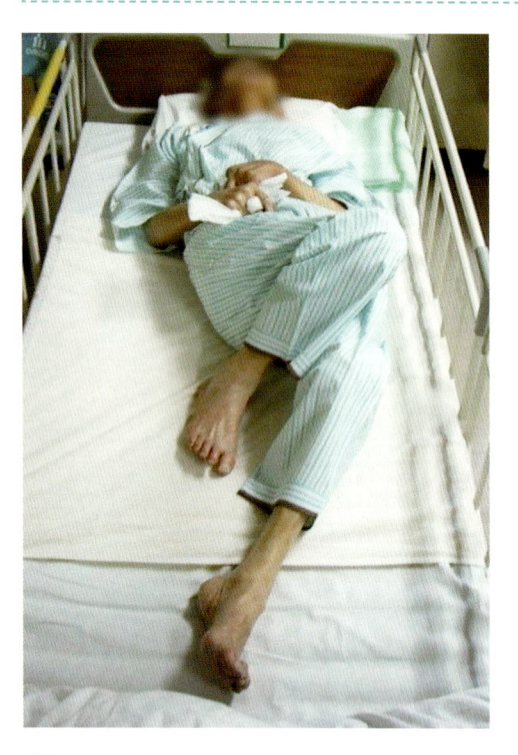

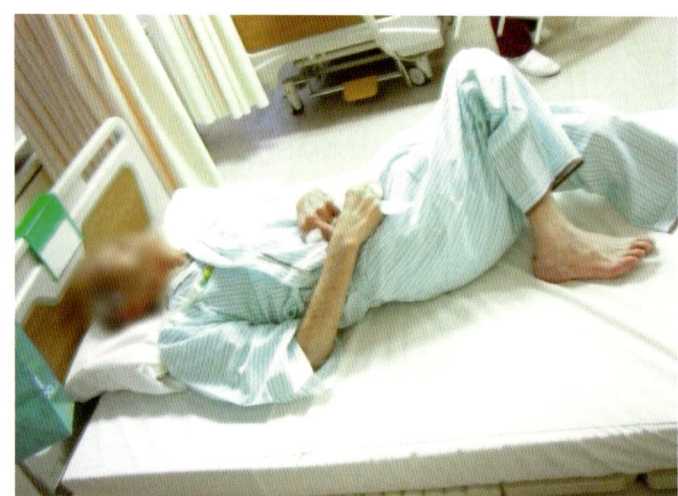

患者情報

81歳、男性。
頭部打撲、脳挫傷により、入院前からベッド上生活で左麻痺がある。刺激を加えると全身に力が入り、両上肢を抱え込むように、筋緊張が強くなる状態で意思疎通は図れない。体圧分散寝具は良好な体圧分散を目指して、コンフォケアマットレス®を使用している。

体位・姿勢の特徴

るい痩があり、仙骨部に骨突出を認める。仰臥位で右股関節が内転した状態で拘縮しているため、左にねじれており、仙骨部が浮いた状態である。右上肢の自動運動（屈伸）は、約10度程度あるのみである。

Chapter 2 Case 05
下肢に麻痺と拘縮のあるケース

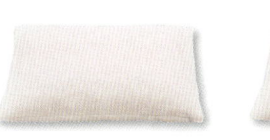

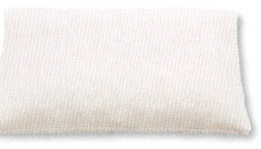

極意3 極意4
骨盤 下肢
拘縮 麻痺

ポジショニングの検討

下肢

➡ ポジショニング前
左膝下に隙間ができている。骨盤が左にねじれているため、左腸骨部、仙骨部、両踵部、肘部に体圧が集中している。右の上下肢は刺激により筋緊張が加わると、容易に屈曲する状態になっている。

➡ ポジショニング後
左股関節下から左膝下の隙間にポジショニングピロー（Ⓐ）を挿入し、骨盤のねじれを正す。右膝下から両股間にかけて厚みのあるピロー（Ⓑ）を挿入し、右下肢を伸展状態にして、筋緊張による屈曲を防ぐ。

➡ 残された課題とコメント
左の股関節部から膝下にピローを挿入したことで、左に傾いていた骨盤がやや右向きに調整されたが不十分であり、左への傾きが残っている。これは左股関節へのピローの挿入の深さの程度に関係している。体軸の流れを意識し、挿入の深さを考慮する必要がある。

➡ まとめ
股関節への介入により、骨盤の傾きを調整でき、体軸のねじれも改善された。
筋緊張が強い下肢屈曲の場合、ピローの厚さを増し、下肢が伸展する（屈曲角度が広がる）ようにすると、緊張を減じることにつながる。
右踵部のような突出部にはピローの一部を敷き込み、部分圧迫を避ける。

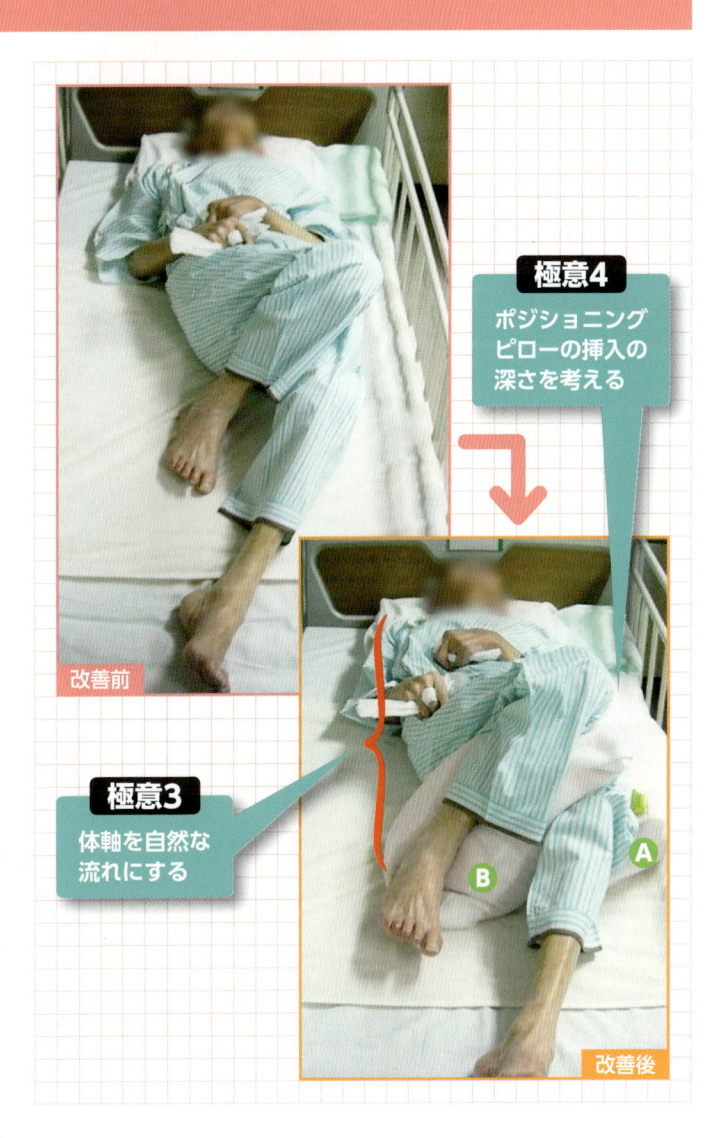

改善前

極意4　ポジショニングピローの挿入の深さを考える

極意3　体軸を自然な流れにする

改善後

使用物品　Ⓐ P.098 (1)　　Ⓑ P.098 (1)

CASE 06 下肢に拘縮のあるケース⑤

ケース紹介

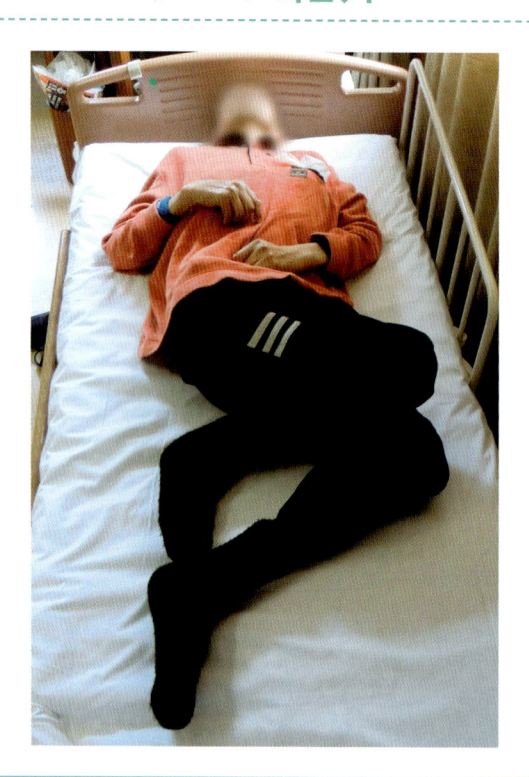

患者情報

88歳、男性。
糖尿病、腎不全あり。依存的な面があり、廃用性拘縮をきたしている。るい痩も顕著で、臀部の筋組織が減少している。臥床時高枕を好み、仙骨部の疼痛のため左側臥位を好む（仰臥位の仙骨部体圧は29mmHg）。
食事のときのみベッドから離れ、車椅子へ移乗するが、移乗動作ならびに食事摂取については、ともに介助を要する。体圧分散寝具は、活動に合わせた使用が必要であったので、プライムレボ®を使用している。

体位・姿勢の特徴

頭部は後屈して拘縮し、枕をはずすと頭部が浮く。上肢の関節は可動制限はないがやや硬い。骨盤から下は左側にねじれて両膝が屈曲拘縮し、正中に修正すると疼痛を訴え、両膝は左側に倒れる。開脚に制限があり、片方の下肢を動かすともう片方の下肢も伴って動く状態である。正中位にしようとすると腰がねじれる。膝・足関節は屈曲拘縮がみられ可動に制限があり、左膝は浮いている。

極意2 極意3 極意4
頭頸部 下肢
拘縮

Chapter 2
Case 06
下肢に拘縮のあるケース⑤

ポジショニングの検討

頭頸部

→ **ポジショニング前**

枕をはずすと頭部が後屈し顎が上がる。頸部は硬い。

改善前

改善前

→ **ポジショニング後**

顔が正面を向き、頭部から背中が自然な彎曲になるように大判タオルをまるめたもの（Ⓐ）を挿入する。高枕が好みであるため、本人が納得する高さに調整する。タオルがはじき出されないように頸部を十分に支える。頭部を安定させ頸部に緊張がかからないように、肩にもタオルが入り込むように挿入する。

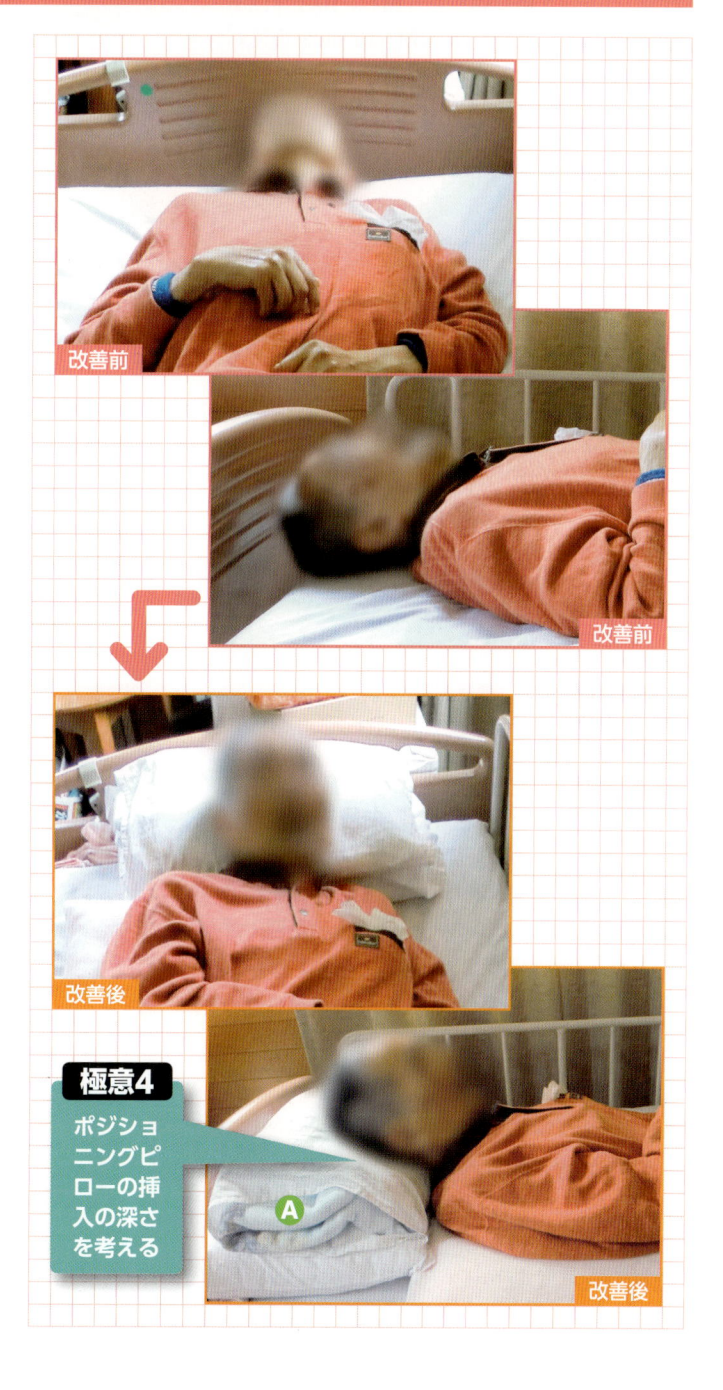

改善後

極意4
ポジショニングピローの挿入の深さを考える

Ⓐ

改善後

→ **まとめ**

患者の好みや安楽を優先する。
頭部を支え、頭部から肩への緊張を緩和させる。
顔は体軸の正面を向くように整える。

035

CASE 06 下肢に拘縮のあるケース⑤

下肢

ポジショニング前

骨盤から下は左側にねじれて倒れ、両膝が屈曲拘縮している。開脚制限、両膝の屈曲拘縮による制限がある。介入時に疼痛の訴えが強い。

ポジショニング後

体軸のねじれによって生じる筋緊張を緩和し、ねじれの修正と屈曲部位を支えるために、下肢全体にポジショニングピロー（BC）を挿入する。このときに仙骨部の疼痛に注意する。大きなピローだけでは隙間ができるため、膝下の修正に小さいピロー（D）を挿入し、右臀部の浮き上がりの箇所にも支えのピロー（E）を挿入する。

まとめ

屈曲部位を支えると、筋緊張と疼痛の緩和が図れる。
体軸のねじれ緩和を目指す。
仰臥位でもねじれから生じる浮き上がり部分への介入が必要である。

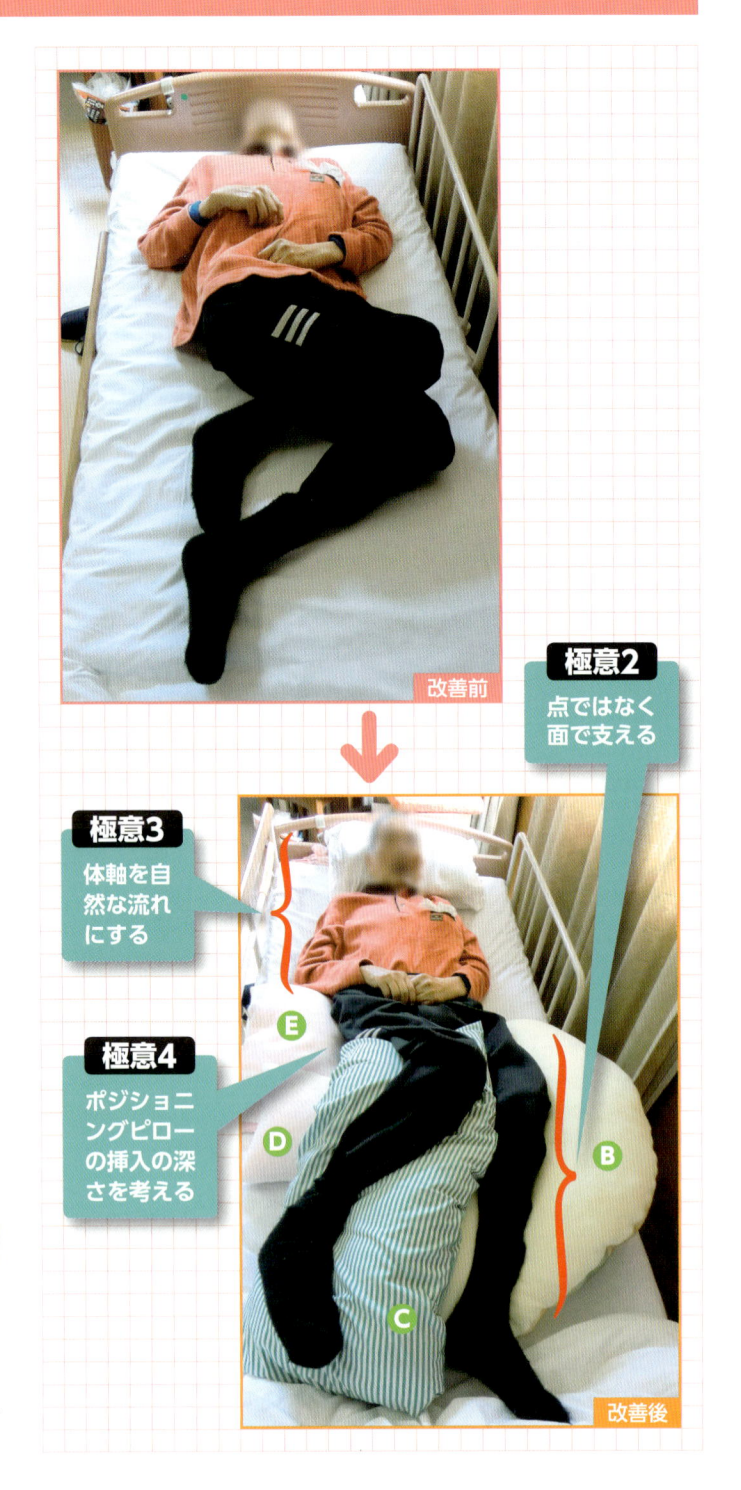

改善前

極意2 点ではなく面で支える

極意3 体軸を自然な流れにする

極意4 ポジショニングピローの挿入の深さを考える

改善後

極意2　極意3　極意4
頭頸部　下肢
拘縮

Chapter 2

Case 06

下肢に拘縮のあるケース⑤

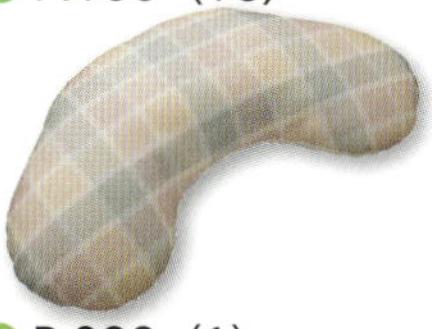

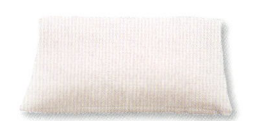

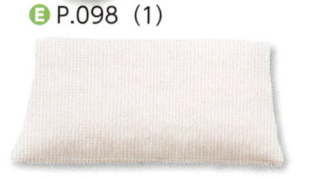

使用物品
- Ⓐ 大判タオル
- Ⓑ P.100（16）
- Ⓒ P.100（17） 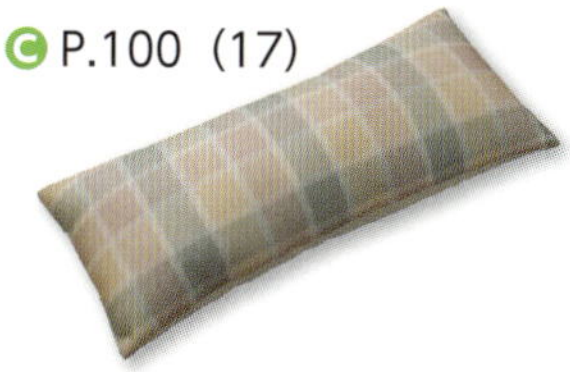
- Ⓓ P.098（1）
- Ⓔ P.098（1）

このケースでの左側臥位

①右肩から臀部にポジショニングピローを挿入する
体軸のねじれを修正するために、右肩から臀部にかけて三角柱様に成形にしたポジショニングピロー（❶）を挿入する。

②下肢全体にピローを挿入する
膝の屈曲部が浮かないようにピロー（❷）を挿入して、上側の下肢全体を支える。下側の下肢は浮き上がる膝とベッドの間に隙間ができないようにピロー（❸）を挿入する。両膝が接触しないように注意する。

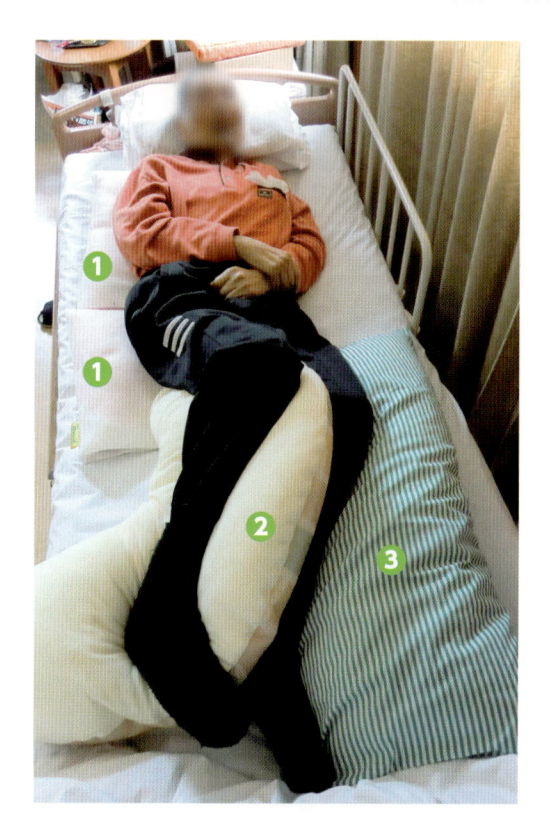

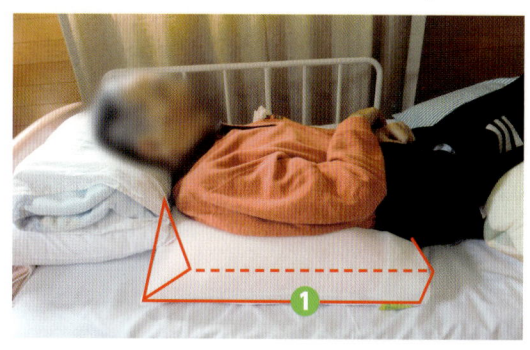

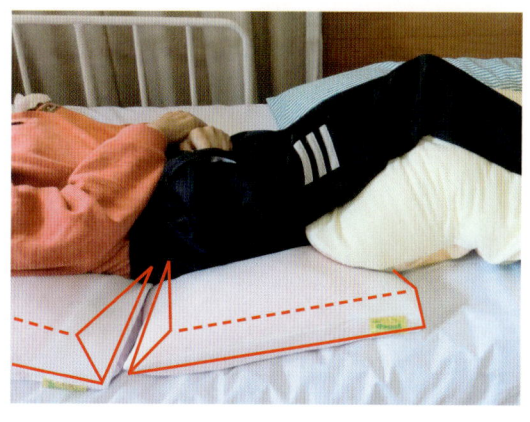

037

Chapter 2 CASE 07 下肢に拘縮のあるケース⑥

ケース紹介

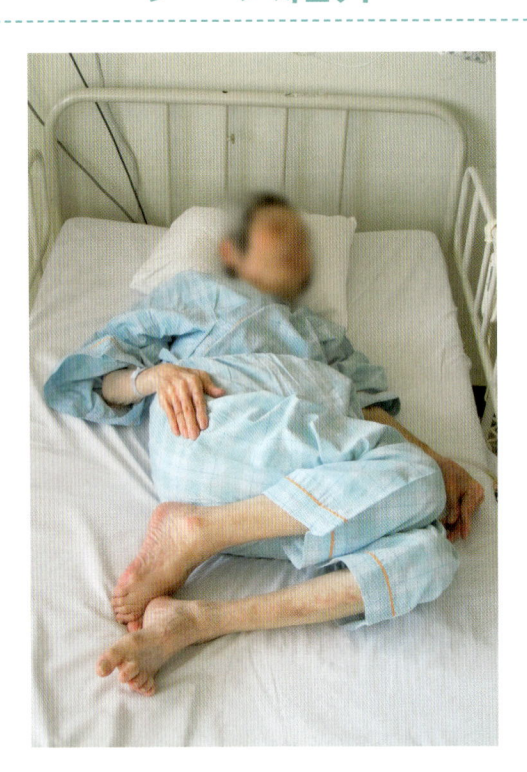

患者情報

89歳、女性。身長140cm、体重35kg。
リウマチによる痛みのため歩行困難となり、現在では寝たきり状態である。下肢の痛みのため身体を丸め下肢を屈曲させていることが多く、拘縮が進行している。膝関節は屈曲位で拘縮、膝を伸展させようとすると痛みを訴える。股関節にも拘縮がみられるほか、軽度の円背がある。認知症はあるが、会話は成立する。食事は自力で7割以上摂取している。
体位変換は左右側臥位と、食事時には頭側挙上している。体圧分散寝具は座位への対応を考えて厚型のマキシーフロートマットレス®を使用している。

体位・姿勢の特徴

上肢は自由に動かすことができる。肩関節の拘縮はない。両膝は屈曲位で拘縮し、左に倒す傾向がある。股関節は拘縮のため開排制限がある。下肢の動きに骨盤がついてくるので、下肢の倒れる向きに体軸が流れる。

極意3

背部 下肢
拘縮 円背

Chapter 2
Case 07

下肢に拘縮のあるケース⑥

ポジショニングの検討

背部

ポジショニング前

体型が小さく、ベッドのリクライニング機能をそのまま使用することはできない。円背があるため座位にした場合、いちばん突出した部位に圧迫やずれを生じる。

改善前

ポジショニング後

尾骨から円背部の延長線まで背上げを行う。円背の程度に沿うよう、いちばん突出している部分から後頭部にかけて、ポジショニングピロー（Ⓐ）を成形して挿入する。身体の幅よりやや大きめのピローを用いると安定する。ピローの厚さは目線が水平になるように調整する。
身体のずれを生じないよう足上げから行う。

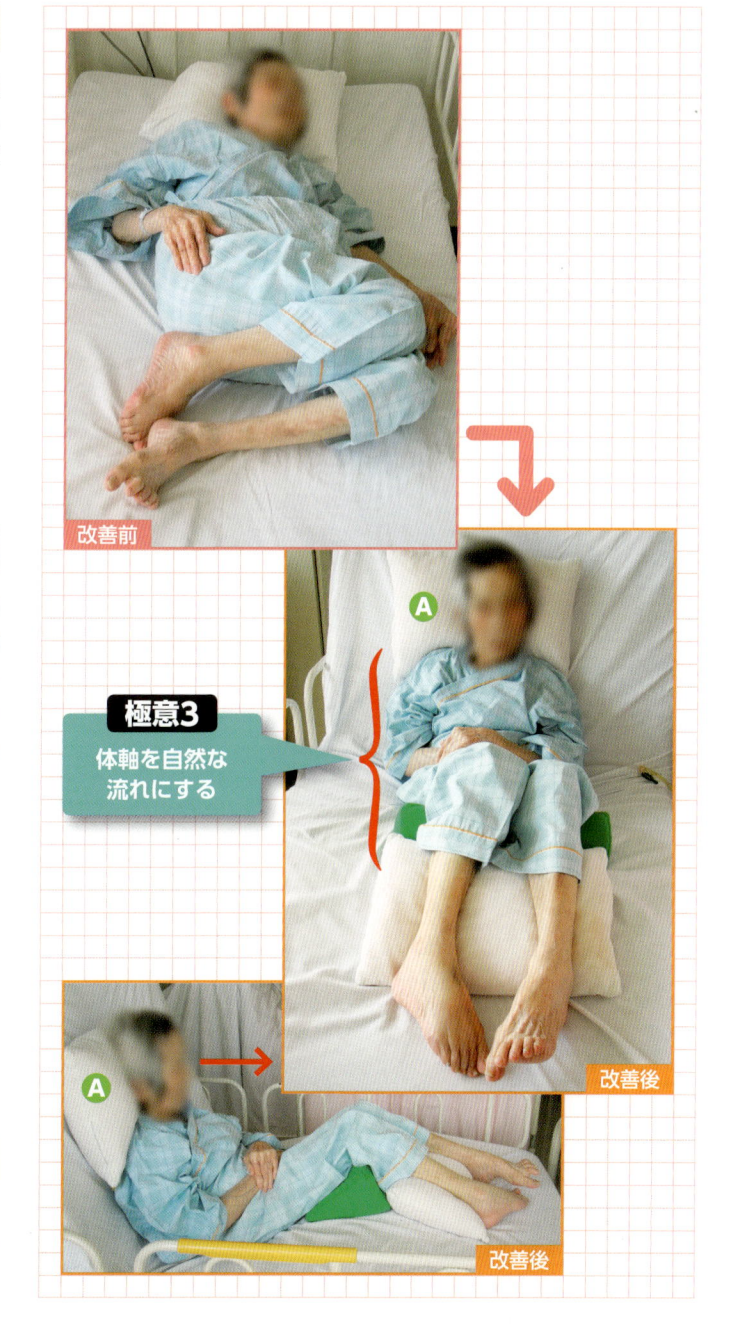

極意3
体軸を自然な流れにする

改善後

改善後

まとめ

円背の場合は、患者に応じたピローの大きさ、厚み、素材を選ぶ必要がある。目線が水平になるよう上半身をピローで支持する。

039

CASE 07 下肢に拘縮のあるケース⑥

下肢

➡ ポジショニング前

両膝は屈曲拘縮がみられる。膝の重みで下肢が左に倒れてしまう。また股関節が拘縮しているため、膝が倒れる左側に骨盤や上半身がついてねじれる。膝や股関節を広げようとすると力が入り、さらに屈曲してしまう。

➡ ポジショニング後

身体とベッドのリクライニングポイントが合うように患者の体の位置を整える。
膝下に拘縮の程度に応じたポジショニングピロー（Ⓐ Ⓑ）を挿入する。このときに膝同士が接触していないかを確認する。さらに、体軸が傾かないように、ピローへの乗せ方に注意する。

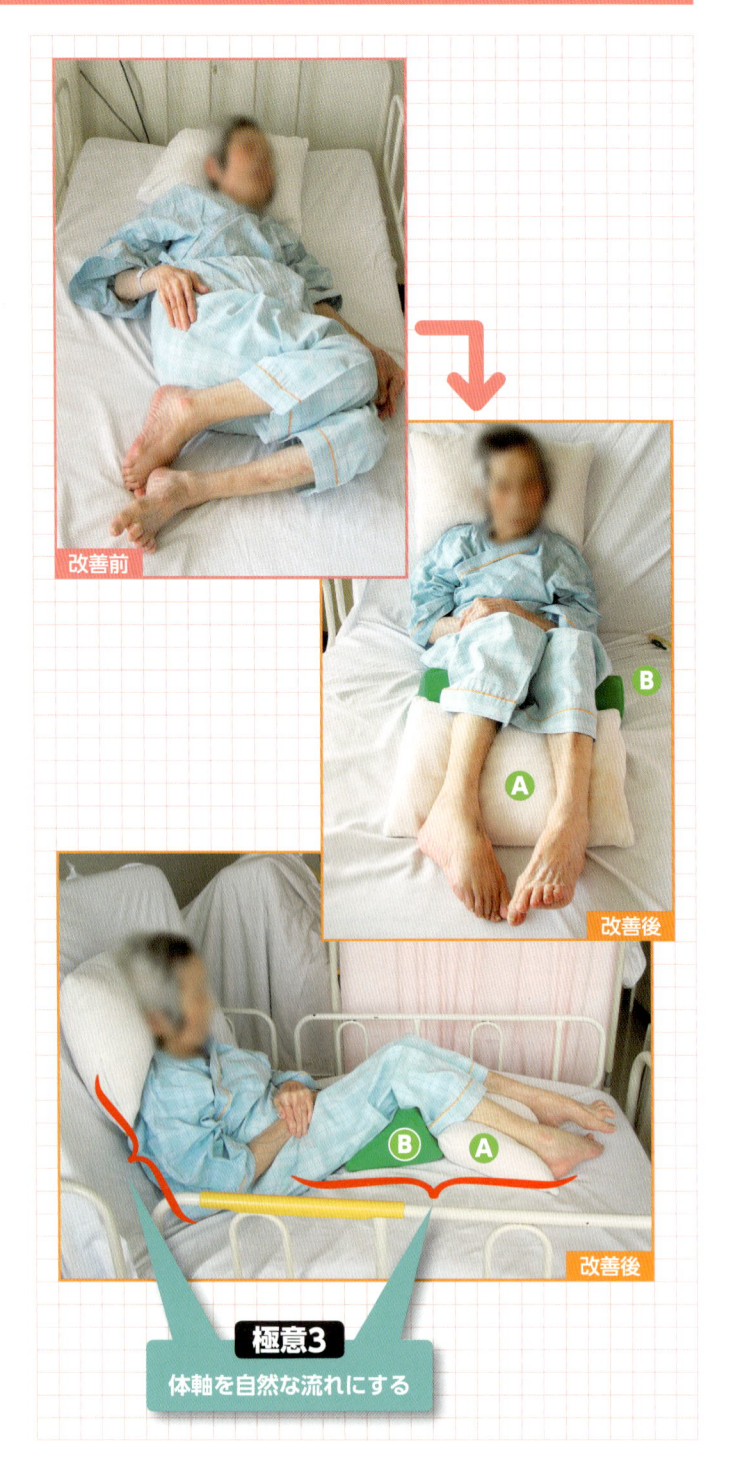

➡ まとめ

起座位時、膝下に隙間を埋める程度のピローを挿入し、下半身の安定を図る。
ピローの素材は滑りやすいものを選ぶ。
起座位の場合、体軸が傾くと一方の臀部に圧が加わるので、両肩を結ぶ線が傾かないよう頭部から体幹部へのピローで調整する。

改善前

改善後

極意3
体軸を自然な流れにする

改善後

極意3

背部　下肢
拘縮　円背

Chapter 2
Case 07

下肢に拘縮のあるケース⑥

使用物品　Ⓐ P.098（1）　　Ⓑ P.101（23）

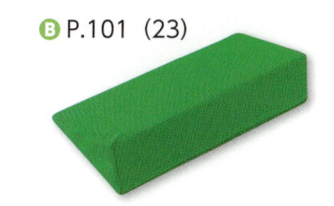

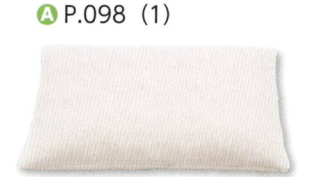

コラム　安楽のための圧抜き

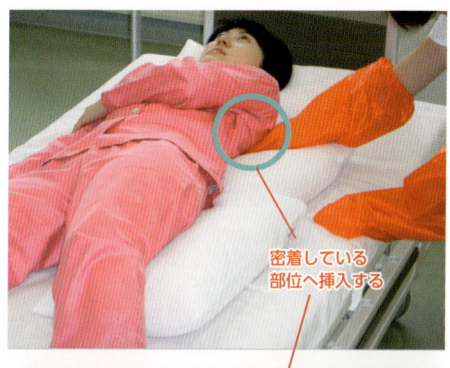

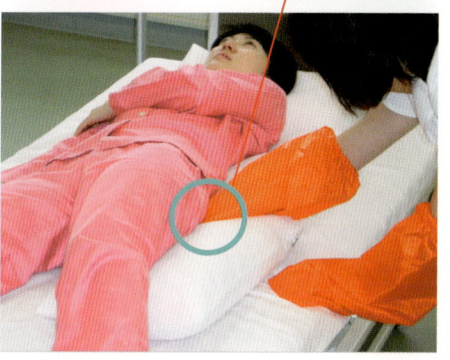

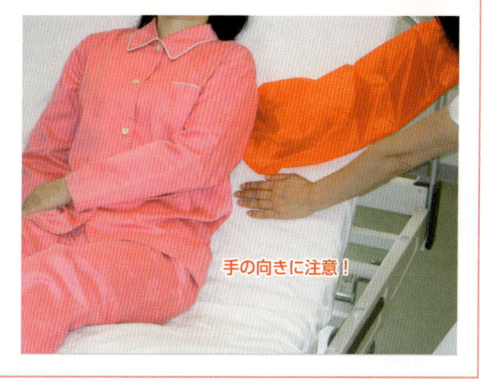

背上げ・背下げの際に、背抜きを行うことの重要性は、周知されているだろう。背抜きは、圧抜きとも呼ばれるが、背上げ・背下げ以外にも、ポジショニングピローの挿入の際に行うと安楽感が劇的に向上する。

写真は、ポジショニンググローブ®を使用し、圧抜きを行っている場面である。ピローは滑る素材のカバーで覆われているのでずれ力は緩和されているが、それでも、患者にはいくらかの摩擦力（ずれ力）はかかっている。そこで、圧抜きを行うと、さらに摩擦力が解消される。このときに、ピローは身体に密着していないが、しっかりと支えられている感じを体験する。この心地よさは、筋緊張を和らげることになるので、安楽性が増し、体位のくずれを予防することができる。

コツは、一番密着している部位にグローブを装着した手を挿入することである。手背が患者の身体に触れるように挿入する。逆に手の平を向けて挿入すると、指が曲がることで、施行者が怪我をする可能性があるだけでなく、差し・抜きをする際、患者の身体を触るような感じになり、違和感を与えてしまう。

密着している部位へ挿入する

手の向きに注意！

041

CASE 08 麻痺と上下肢に拘縮のあるケース

ケース紹介

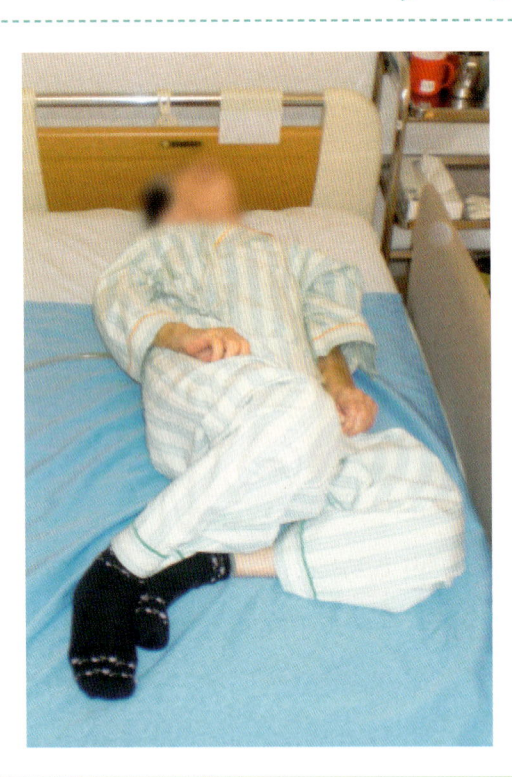

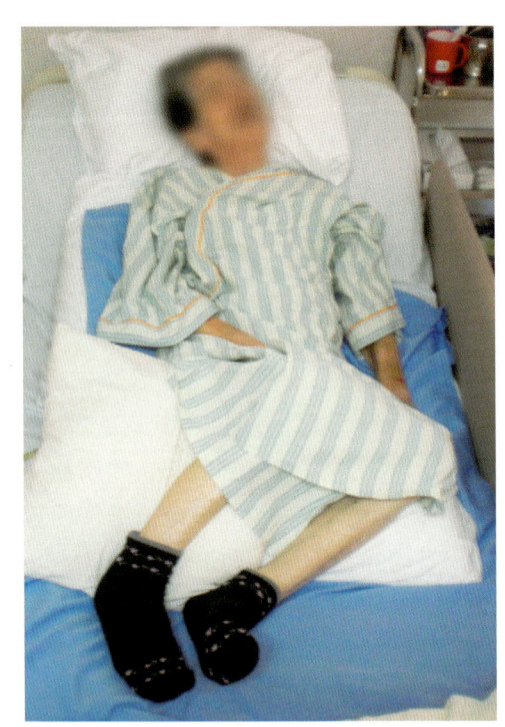

患者情報

83歳、女性。身長145cm、体重49kg。
基礎疾患にアルツハイマー型認知症、パーキンソン症候群、脳梗塞がある。認知力の低下に伴って経口摂取量が低下し、胃瘻造設の目的で入院した。入院前より仙骨部にNPUAP分類によるⅡ度の褥瘡を有している。体圧分散寝具は良好な体圧分散を目指し、マキシーフロートマットレス®を使用している。

体位・姿勢の特徴

左上下肢の麻痺のため、左半身が沈み込み、体軸が全体に左側に傾いている。身体に触れると緊張が強く、両膝関節を強く折り曲げているときもある（屈曲拘縮がみられる）が、自然に伸ばすとある程度までは伸ばすことが可能である。

極意2　極意4
頭頸部　下肢
拘縮　麻痺

Chapter 2
Case 08

麻痺と上下肢に拘縮のあるケース

ポジショニングの検討

頭頸部

→ ポジショニング前

後頭部が沈み込み、頸部が後屈位になっているために頭部から頸部が一部浮き上がっている。左麻痺のため左肩関節が沈み込み、右肩関節は浮き上がっており、上半身の体軸が左方向にねじれている。

改善前

極意4
ポジショニングピローの挿入の深さを考える

→ ポジショニング後

頸部の後屈位を防ぎ、頭部が中間位からやや前屈位になるように基準枕の下にクッション（Ⓐ）を挿入して、枕の高さを調節する。左肩関節の沈み込みに対しては、左肩部には枕を少し斜め方向により深く挿入して、体軸の左方向へのねじれを修正する。

左肩が沈んでいるので左肩のほうへ差し込み、左右の高さをそろえる

枕を斜め方向に右側より深めに挿入

改善後

→ まとめ

頭部のポジショニングから行うことによって、効率的に全身のポジショニングができる。
左麻痺によって起きる右肩関節や、頭部から頸部の浮き上がりを埋め、面で支えることが重要である。

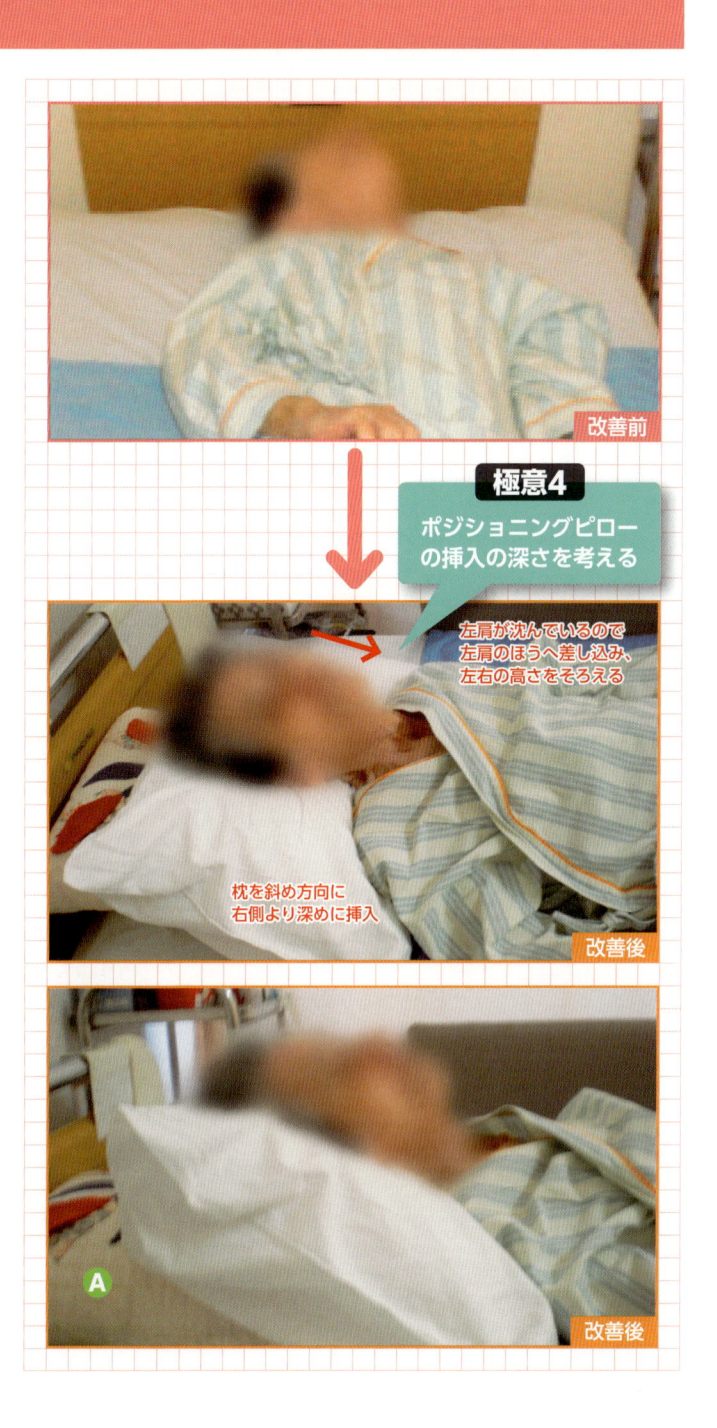

Ⓐ

改善後

CASE 08 麻痺と上下肢に拘縮のあるケース

下肢

ポジショニング前

左麻痺に伴い左股関節は外転していることから、下半身の体軸が左に傾き、左の臀部・仙骨部、左外踝部に部分圧迫がある。両下肢とも膝関節は30度程度の屈曲拘縮がみられ、それに伴う浮き上がりがみられる。右下肢は自力でわずかに動かすため、ずれが加わりやすい。身体に触れられることによる筋肉の緊張が強く、介入の際に注意する必要がある。

ポジショニング後

両膝関節の屈曲拘縮に伴う浮き上がりによってできた隙間をクッションなど（BC）で埋めるように支え、下肢全体の接触面積を広げるようにする。このときポジショニングピローの端を臀部の下に敷き込み、下肢全体をピローに預けることにより仙骨部、外踝部、踵部の部分圧迫を防ぐ。左股関節の外転を修正することにより、体軸のねじれを修正する。患者は身体に触れられることに対する緊張が強いため、コミュニケーションやスキンシップをとりながら、ゆっくりと患者の身体を動かす。このケースにおいて仙骨部の部分圧は57mmHgから32mmHgに軽減した。

まとめ

隙間を埋めるようにピローを挿入し、身体を体圧分散寝具とより広く接するようにすることで接触面積が広がる。
ピローを身体の一部に敷き込むようにすることで、ピローによって体圧がしっかりと受けられ体圧分散につながる。

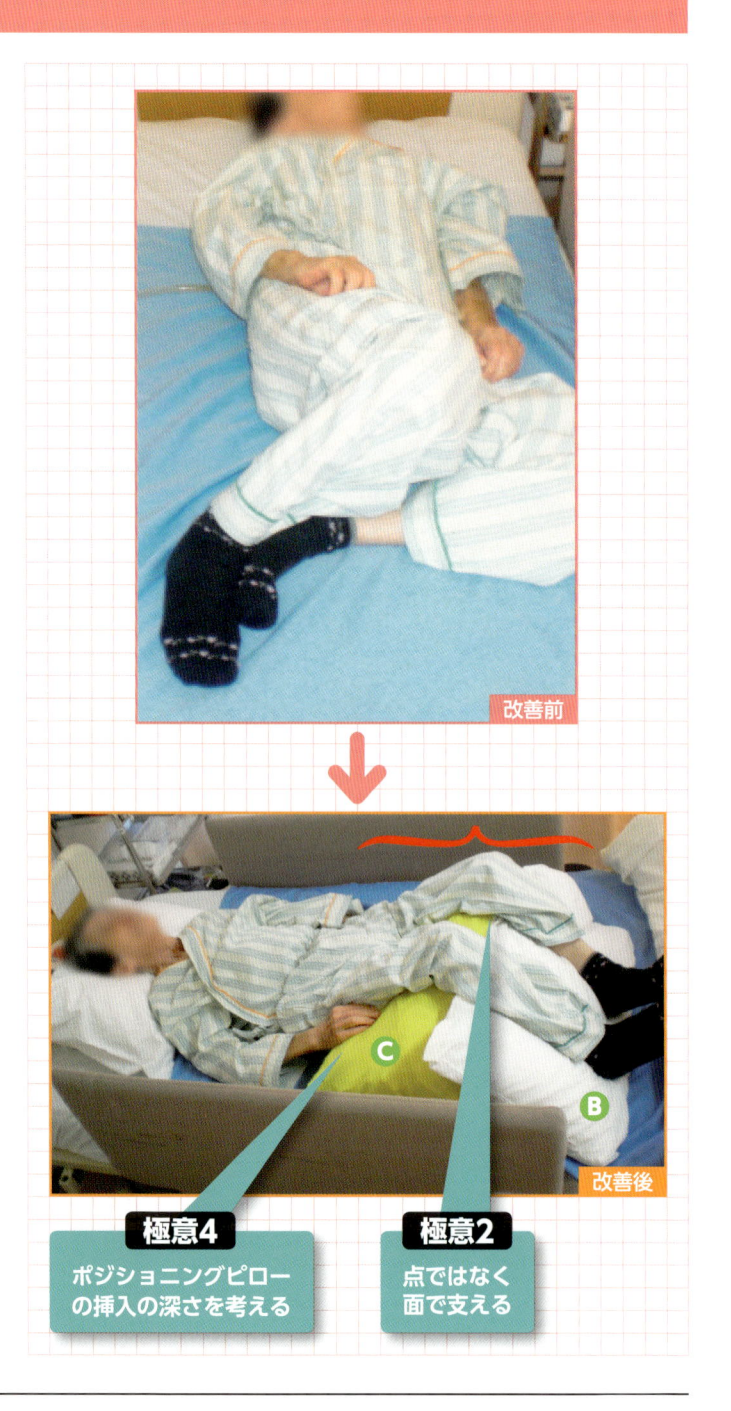

改善前

改善後

極意4 ポジショニングピローの挿入の深さを考える

極意2 点ではなく面で支える

使用物品 Ⓐ 市販のクッション　Ⓑ 基準枕　Ⓒ ウレタンスティック

極意2	極意4
頭頸部	下肢
拘縮	麻痺

Chapter 2
Case 08
麻痺と上下肢に拘縮のあるケース

コラム 拘縮した指の皮膚の浸軟の予防法

手指の拘縮で、各指が密着し、指と指の間の皮膚が浸軟して創傷ができる場合がある。このような症例を少なくするための方法をひとつ紹介する。

それは皮膚同士の密着を避けるために、手袋を着用する方法である。手袋は、吸放湿性のある素材を選択することで皮膚の浸軟を防ぐことができる。具体的な素材としては、ポリエステル製品やレーヨン製品がよい。ただし、浸軟している皮膚はとても脆弱なため、手袋の縫い目が圧迫となり新たに創傷をつくることがある。そのため、手袋を裏返して使用すると縫い目があたらず圧迫を回避できる。

拘縮の程度によっては手袋の着脱が容易でないこともあり、そのときに創傷をつくらないように注意する。手指拘縮の患者に使用できる、着脱可能な吸放湿性の高い製品の開発が望まれる。

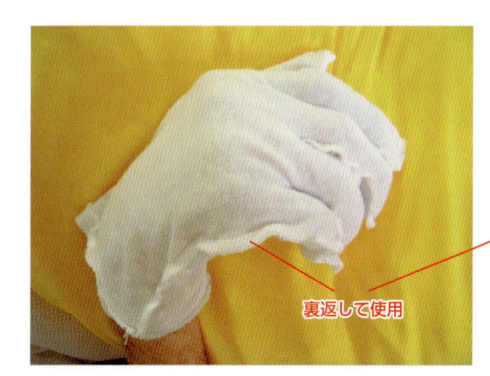

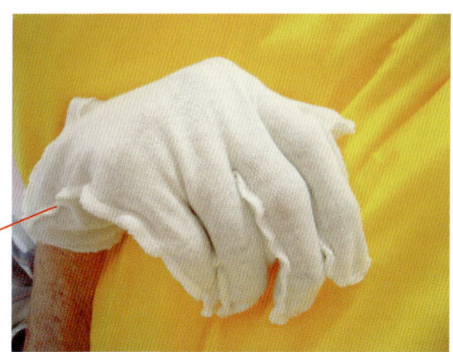

裏返して使用

拘縮した手指への手袋の使用例

CASE 09 上下肢に拘縮のあるケース①

ケース紹介

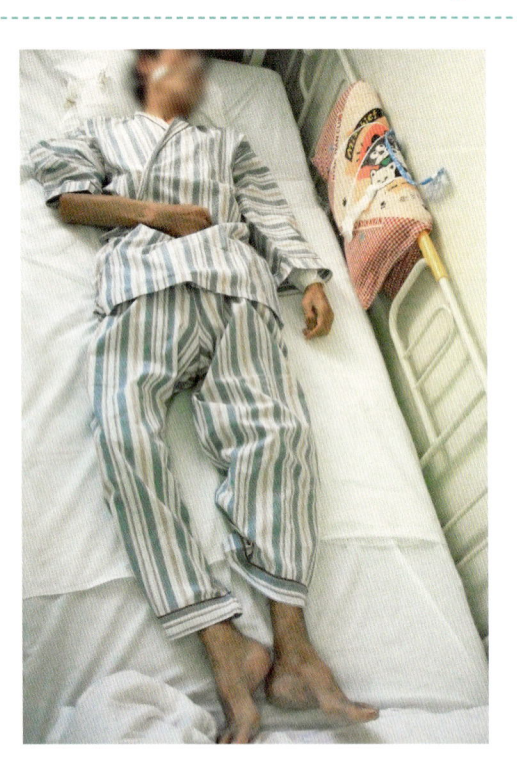

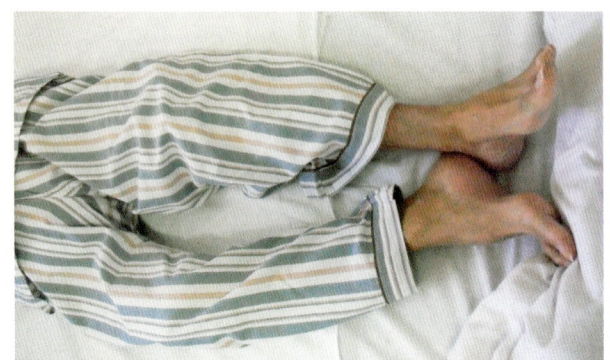

患者情報

60歳代、男性。
既往として脳梗塞（橋梗塞）、高血圧症がある。脳梗塞後に、右上下肢麻痺、言語障害を生じた。嚥下訓練中であるが、経鼻経管栄養法を1日3回、頭側挙上30度で施行している。リハビリテーションも行われており、立位訓練をしているが、立位は不可能である。また、関節可動域制限があり、筋緊張が強い。体圧分散寝具は良好な体圧分散と体動によるずれへの対応、体位の支持性のあるピュアレックス®10を使用している。

体位・姿勢の特徴
右肘関節、手関節、指関節は屈曲拘縮しており、伸展できない。拘縮した上肢は腹部に乗っている状態である。

| 極意4 | 極意6 |
| 上肢 | 下肢 |
| 拘縮 |

Chapter 2 Case 09 上下肢に拘縮のあるケース①

ポジショニングの検討

上肢

→ これまでのポジショニング

右上肢が体幹から離れ、かつ上体に乗っているため、胃部を圧迫していることが考えられる。右上肢下に厚みのあるポジショニングピローを挿入することで、右肩全体を持ち上げている。ピローを押し返そうとする力が働き、さらに拘縮が進む可能性がある。

→ 改善後のポジショニング

右上肢下にはピロー（Ⓐ）を使用する。肩が上がらないように脇側は薄くし、肘関節側は厚みを増すようにピローの厚みを調整する。また、上肢が上体に乗らないようにできる限り脇を広げるようにピローを挿入する。その結果、肩下に隙間がみられなくなり、肩から上体がベッドと平行に位置するようになった。
右手には、手指の屈曲を予防するために、やや厚みのあるタオルを持たせ、手関節を伸ばすようにする。

極意6 重力を利用する

→ まとめ

肩が上がらないように、上肢下に挿入するピローの厚さを調整することが必要である。
上肢へのピローの挿入角を変えることで、上肢の重みを利用して、脇を広げることが重要である。

CASE 09 上下肢に拘縮のあるケース①

下肢

これまでのポジショニング

右下肢は屈曲している。踵の位置からわかるように、骨盤が開き気味で、右股関節が外転している。
右踵部への部分圧迫を回避するために厚みのあるクッションを使用している。そのため下肢全体が持ち上がり、結果、仙骨部に高い圧がかかる状態になっている。

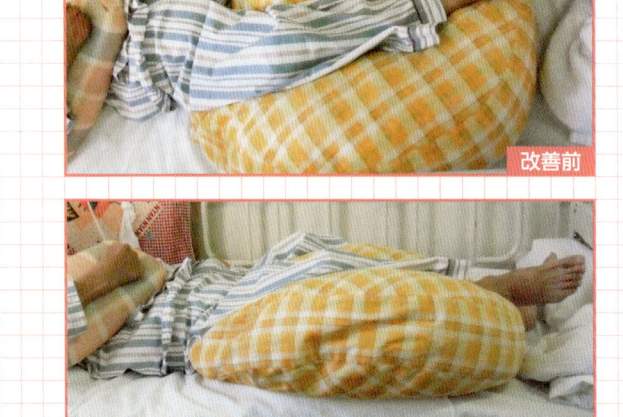

改善前

改善前

改善後のポジショニング

右下肢はポジショニングピロー（B）を、右膝関節の屈曲に合わせた厚みにして使用した。右股関節の外転が解消され、頭側挙上時にも仙骨部への圧集中を分散できた。また、ピローの素材から、下肢がしっかり支えられ固定されるので、頭側挙上中のずれが予防できた。

改善後

極意4
ポジショニングピローの挿入の深さを考える

まとめ

下肢下に挿入するピローは、広い面で支えると同時に下肢全体を包み込むような材質や厚みを考えることが重要である。
ベースの体圧分散寝具の効果も活用しながら、下肢の屈曲具合に沿わせるなど、ピローの挿入の深さを考えることが重要である。

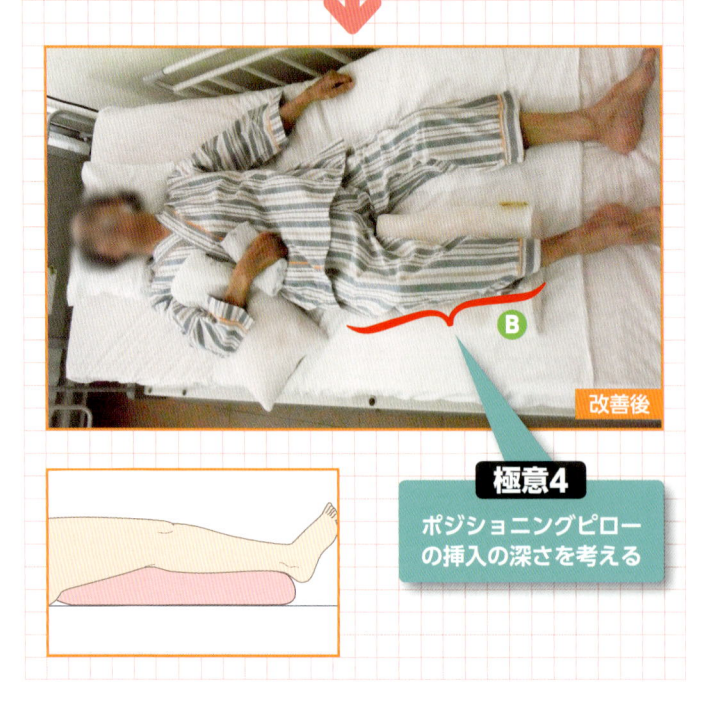

極意4	極意6
上肢	下肢
	拘縮

Chapter 2 Case 09 上下肢に拘縮のあるケース①

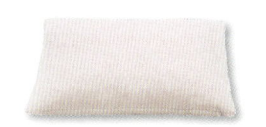

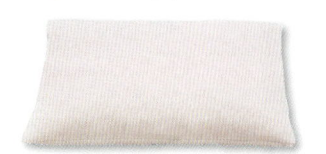

使用物品　　Ⓐ P.098（1）　　Ⓑ P.098（1）

コラム　上肢変形のある患者のポジショニング

脳出血後遺症からてんかん発作を繰り返し、四肢に変形を起こした患者のポジショニングを考える。状況として、上肢の変形が顕著でポジショニングに工夫が必要な状態であった。両肩・肘は、屈曲拘縮し可動域が狭い。両手関節は柔軟であるが、手は肩を触るような下垂手となり不安定な状態である。仰臥位になると、手首から手尖がぶらぶらする。

方針としては、肘から手尖の保護と、これ以上拘縮が増強しないように支持したいと考え、形状をつくりやすく、やわらかな接触を保つことができるポジショニングピローを使用することにした。肘から手尖の隙間が三角になるので、ピローを三角形に整形して挿入し、手首が過度に曲がらないように調整した。

個々の患者により変形の程度や状況は異なるので、微妙な違いを調整できる素材は、使い勝手がいい。ポジショニングを考える際、ピローの形にこだわることが多いかもしれないが、素材も重要であることを認識したい。

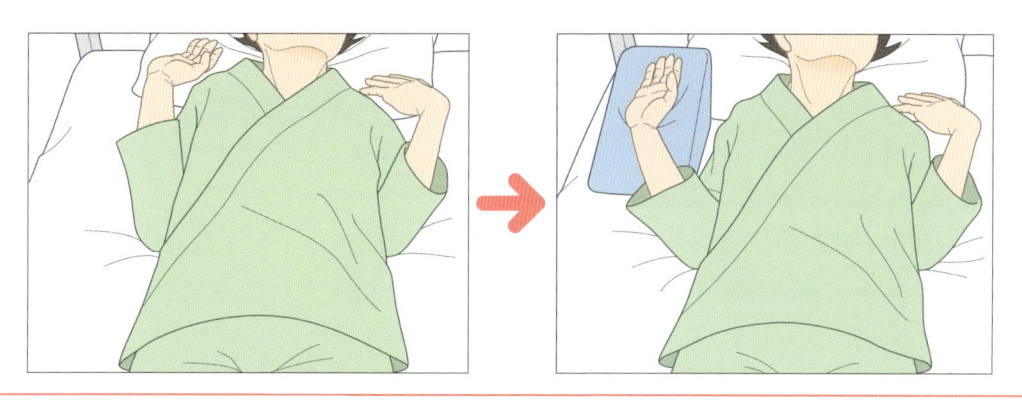

CASE 10 上下肢に拘縮のあるケース②

ケース紹介

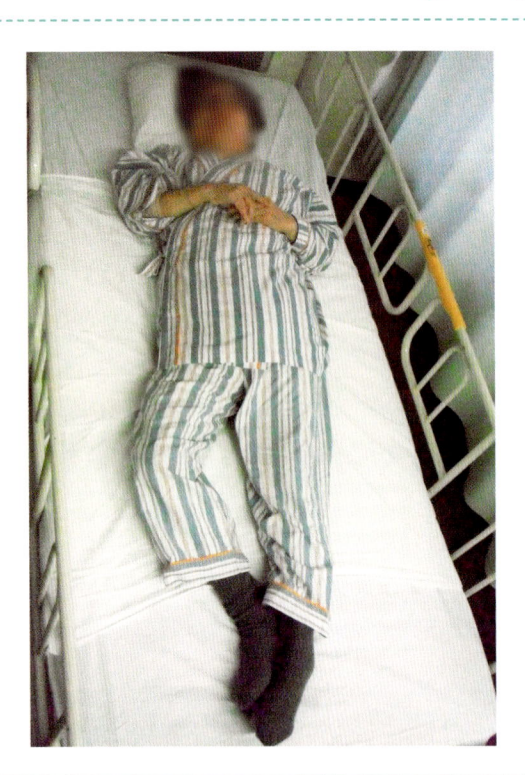

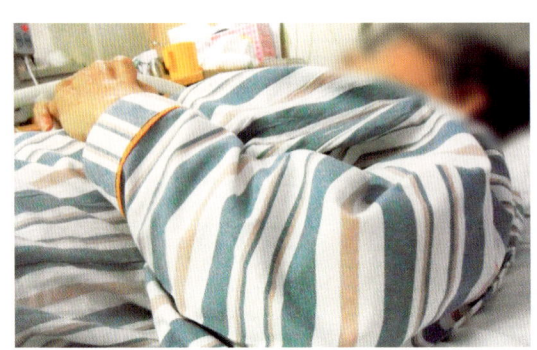

患者情報

60歳代、女性。
既往として十数年前に脳出血を起こし、前脳出血後遺症、誤嚥性肺炎、失語症がある。左片麻痺で、日常生活自立度はB2である。誤嚥性肺炎で入院し、嚥下訓練を経て現在、嚥下障害食を摂取している。会話は成立しないが、ゼスチャーでのコミュニケーションは図れる。リハビリテーション中で、車椅子で座位可能である。左上肢は動かすと痛みがある。体圧分散寝具は良好な体圧分散と体動によるずれへの対応、体位の支持性のあるピュアレックス®10を使用している。

体位・姿勢の特徴

肘関節が拘縮しており、肩関節は外転している。また、手指は伸展している。

極意2 極意6
上肢 下肢
拘縮

Chapter 2
Case 10
上下肢に拘縮のあるケース②

ポジショニングの検討

上肢

→ これまでのポジショニング

臥床時、右側に体幹が傾き気味で、左肩はベッドから浮いた状態である。隙間を埋め、左上肢を支持するために肩関節下から上肢全体を支えるようにポジショニングピローを挿入しているが、挿入したピローによって肩が内側に入ることを支持する状態となっており、左脇・肘関節の拘縮を進める可能性がある。

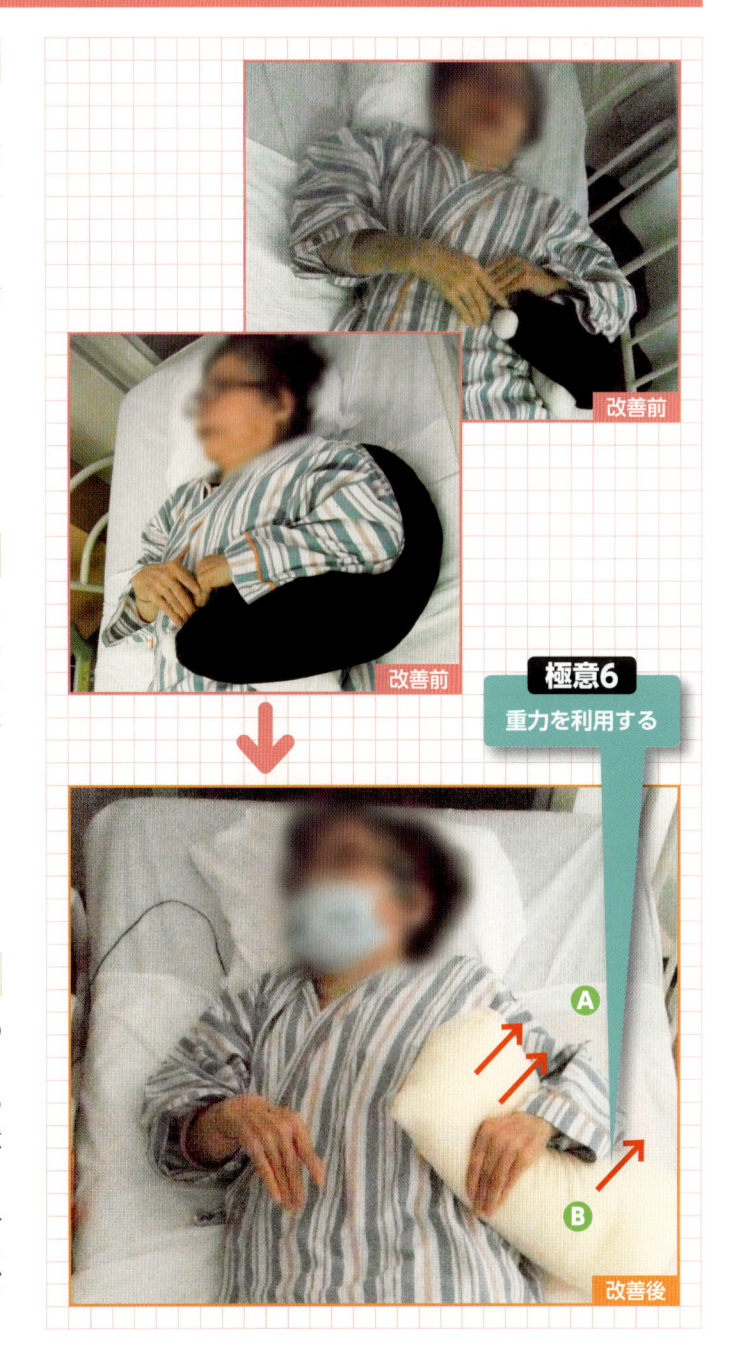

→ 改善後のポジショニング

ピロー（Ⓐ）を30度に成形し、背面に入れることで、30度側臥位がとれるため安定している。左前腕部のみに別のピロー（Ⓑ）を使用したことで、肩関節が開き、体幹に乗ることもなくなった。

→ まとめ

肩から上肢の後面が支えられることで、体位の安定感につながった。
<u>上肢にアプローチするのではなく、体幹を含めた全体に働きかけることが、バランスをとる意味からも重要である。</u>
拘縮によって生じた隙間に合わせピローを挿入すると厚さが増すため、拘縮位の支えになる。そこで、重力の影響を考えて少し薄くするなどの工夫を行うと脇の開きが期待できる。

極意6
重力を利用する

CASE 10 上下肢に拘縮のあるケース②

下肢

→ これまでのポジショニング

臀部を支えるために挿入したポジショニングピローと、左下腿に挿入したピローの厚みがそろっていないため左大腿部に浮きが生じている。また左膝関節を完全に伸ばしてしまっているため、緊張がみられる。左下肢全体は支えられているが、骨盤は傾き、右大転子部に圧が集中している。居心地の悪さからピローを右足で蹴ってしまう。上体は左に、下肢は右に傾いており、体軸のずれがみられる。

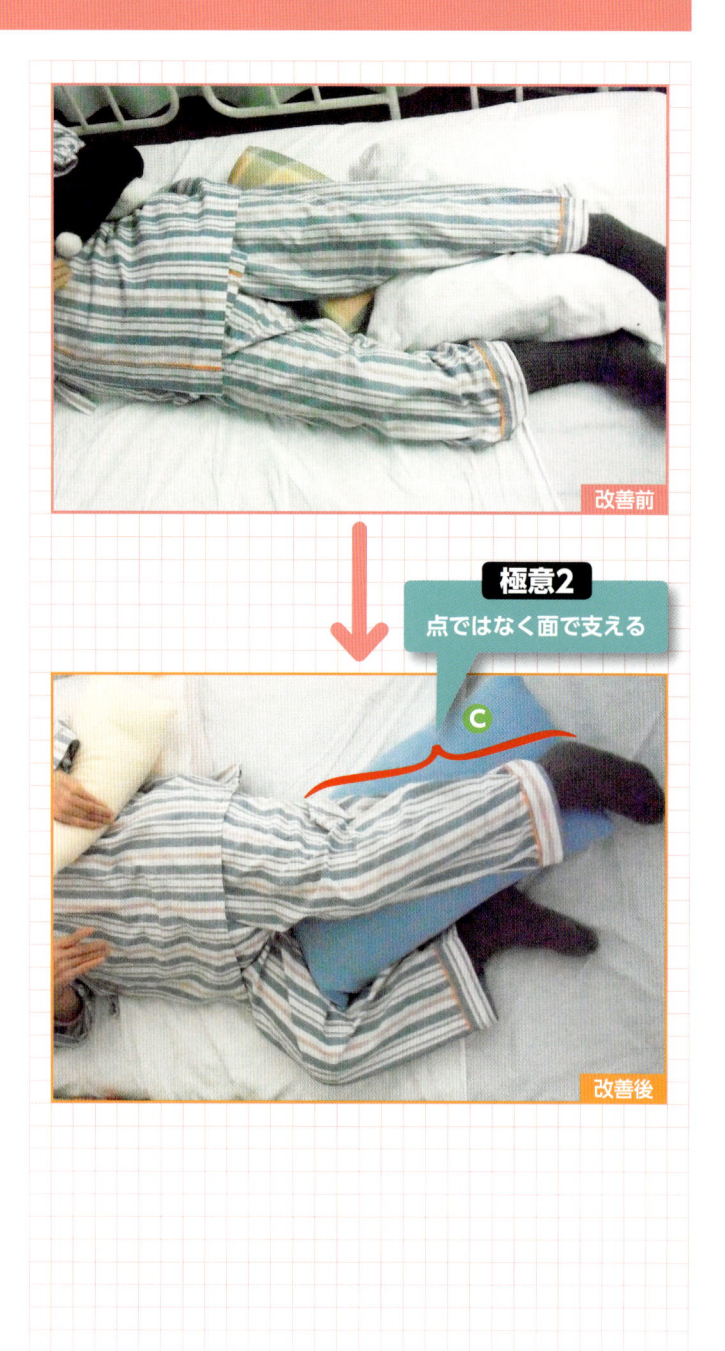

改善前

極意2　点ではなく面で支える

→ 改善後のポジショニング

下肢全体を支持するようにピロー（ⓒ）を使用する。骨盤は体圧分散寝具に広く接するようになり、体圧分散ができている。下肢にも適度な屈曲がみられ緊張がゆるむとともに、安定感が得られる。

→ まとめ

大腿、下腿というようにパーツに分けて、それぞれをポジショニングするのではなく、下肢全体を面で支えるようにする。
体軸が整えられることで、安楽感と安定感が増す。

改善後

極意2 極意6
上肢 下肢
拘縮

Chapter 2
Case 10
上下肢に拘縮のあるケース②

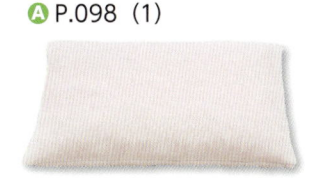

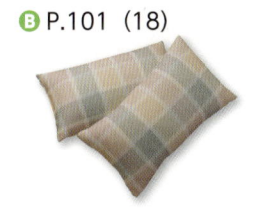

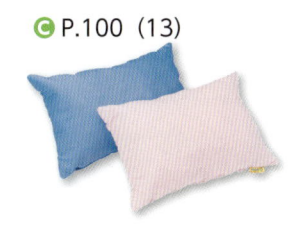

使用物品　Ⓐ P.098（1）　Ⓑ P.101（18）　Ⓒ P.100（13）

> **コラム**　関節拘縮のある部分にポジショニングピローをはさむのは、是か非か？

股関節に内転拘縮のある患者の膝が重なり接触するため、褥瘡発生予防を目的に、膝と膝の間にポジショニングピローを入れようとしたときに、硬く固まった関節を開こうとして苦労することがある。しかし、これは正しい行為といえるだろうか？

そもそも、関節拘縮は脳血管障害の回復期にあるけいれんや痛みによる筋収縮に伴う関節の不動が影響しているといわれている。無理に関節を広げようとする行為は、痛みやけいれんを惹起し、かえって拘縮を進めてしまう可能性がある。かといって、そのまま何もしないことも関節拘縮を進行させ、拘縮による皮膚密着面はスキントラブルを発生しかねない。

では、どうすればいいか？

拘縮した両下肢を開く（**写真①**）のではなく、前後に互い違いにずらす（**写真②**）と楽に関節が動くことを、著者は時に経験する。たとえば、中枢性の麻痺がある患者の場合、内転筋の筋緊張や筋萎縮が起き、下肢が内側に引き寄せられる傾向があるが、前後にずらす動きでは、この内転筋の影響をほぼ受けないため、楽に動かせるということがある。これは肩関節などでも同様なことがいえる。拘縮した患者の関節はさまざまな方向にゆっくり動かしてみると動く場合がある。動きによって生じた隙間に、痛みを伴わないように最初は薄いピローなどを入れ、徐々に関節可動域を拡大するように心がける。このときに痛みが生じるとかえって拘縮を強めてしまうことを忘れないようにしたい。

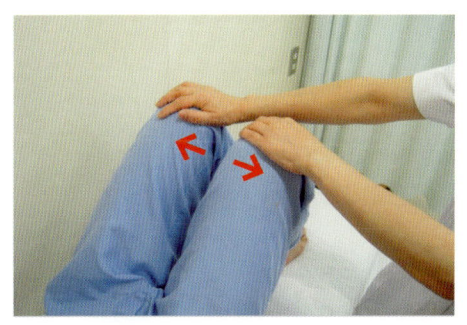

写真①　左右に開こうとする

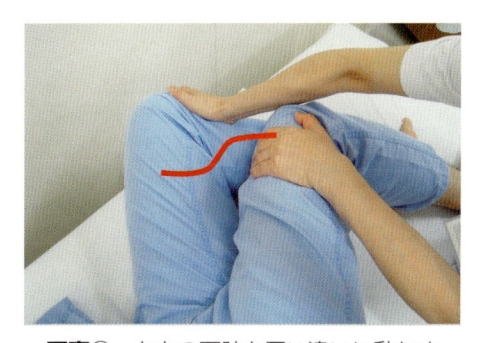

写真②　左右の下肢を互い違いに動かす

CASE 11 上下肢に麻痺のあるケース

ケース紹介

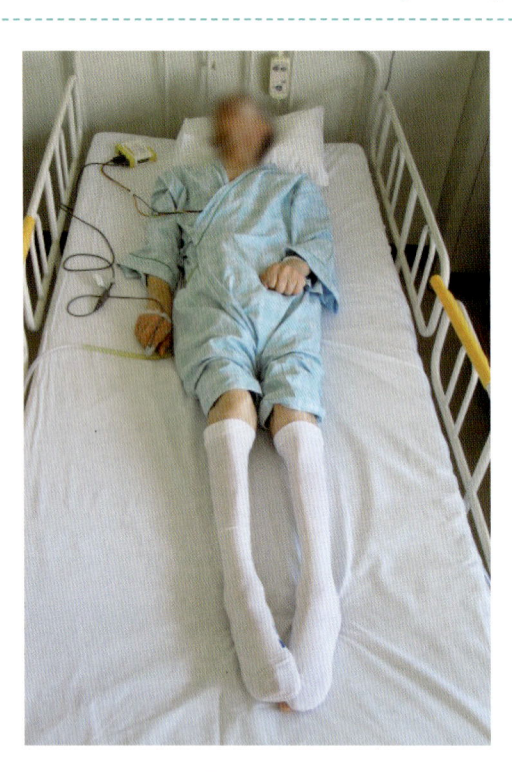

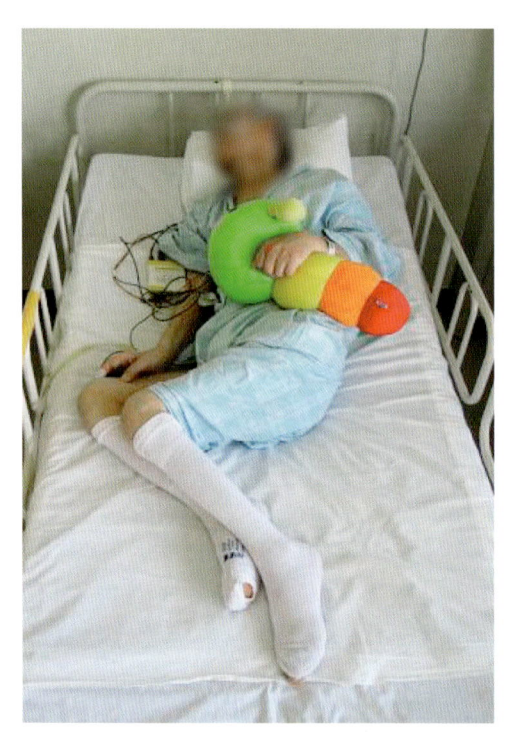

患者情報

79歳、男性。身長158cm、体重57kg。ALB 2.5g/dL、Hb 12.0g/dL、Ht 36.0%。
脳出血、脳梗塞を数回繰り返し、後遺症に左上下肢麻痺がある。寝たきり状態で、経管栄養を施行している。みずからの発語はほとんどないが、単語を発することもある。声かけにうなずきや目配せで反応する。体圧分散寝具は良好な体圧分散を目指し、マキシーフロートマットレス®を使用している。体位変換は左右30度側臥位と30度頭側挙上を組み合わせている。

体位・姿勢の特徴

両肘関節・肩関節は硬いが他動的に動かすことができる。自動運動は少ないが、健側の右上肢は動かすことができる。手指は握っていることが多い。頸部は後屈位で拘縮がみられる。
左膝は硬いが屈曲は可能である。右膝は軽度の伸展困難がある。股関節はやわらかい。
麻痺側に沈み込みが起こり、特に上半身が傾きやすい。

極意1	極意2	極意4
頭頸部	背部	上肢	下肢
拘縮	麻痺

Chapter 2
Case 11
上下肢に麻痺のあるケース

ポジショニングの検討

頭頸部・背部

➡ これまでのポジショニング

頭部には基準枕を使用。上肢には家族持参のクッションを使用。現クッションでは、手首から手先しか乗らず安定が悪いことから、上肢に緊張を与えている。このため肩関節、肘関節、手関節の拘縮を強くする可能性がある。

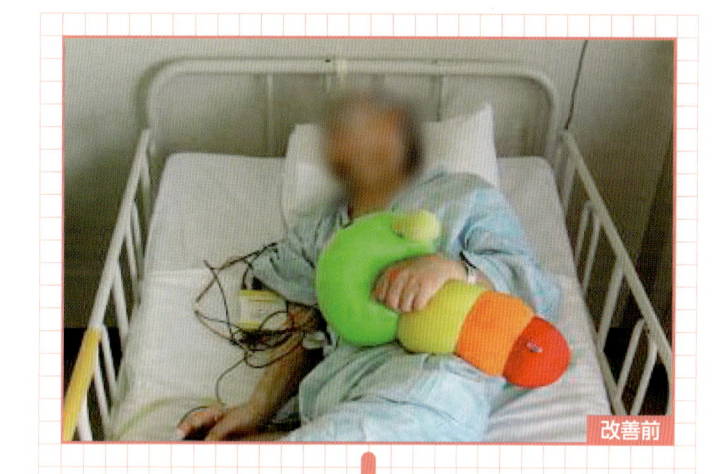

改善前

➡ 改善後のポジショニング

頸部の後屈に対しては、枕の下に折りたたんだバスタオルを挿入する。バスタオル（Ⓐ）で枕の高さを調節し、頸部を生理的彎曲に近づける。頭部の圧迫が強くなることも予測されるので、使用する枕の種類に留意する。
背部から臀部に30度側臥位になるように成形したポジショニングピロー（Ⓑ）を挿入する。体の重みでピローが押し出されないように、脊柱線よりやや深めに挿入するようにする。

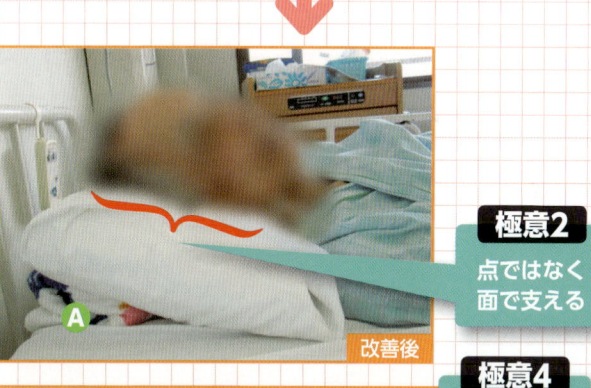

極意2 点ではなく面で支える

極意4 ポジショニングピローの挿入の深さを考える

改善後

➡ まとめ

頸部の生理的彎曲を意識して、枕の高さを調整する。また、後頭部を点で支えることのないように注意する。

055

CASE 11 上下肢に麻痺のあるケース

下肢

これまでのポジショニング

両下肢が重なっているため、基底面積が狭く不安定である。下になっている右の腓骨小頭や外踝部、踵部が圧迫を受けている。

改善前

改善後のポジショニング

両下肢が重ならないように注意し、上半身と下半身のねじれが起こらないように、上になる下肢の高さをポジショニングピロー（B）で調整する。隙間があると体幹や下肢の支えがなく、姿勢がくずれる原因にもなる。下になる下肢の腓骨小頭や外踝部、踵部が圧迫されないように工夫する。このケースでは右下腿に厚さの薄いピロー（C）を挿入した。これにより腓骨小頭の部分圧は34mmHgから24mmHgとなった。半身麻痺がある場合、麻痺側に身体が沈み込み、バランスをとろうとして体軸にねじれを生じることがある。ねじれを起こさないよう体軸に注意しながら、下肢の位置やピローの厚さ・挿入角を決めることが重要である。

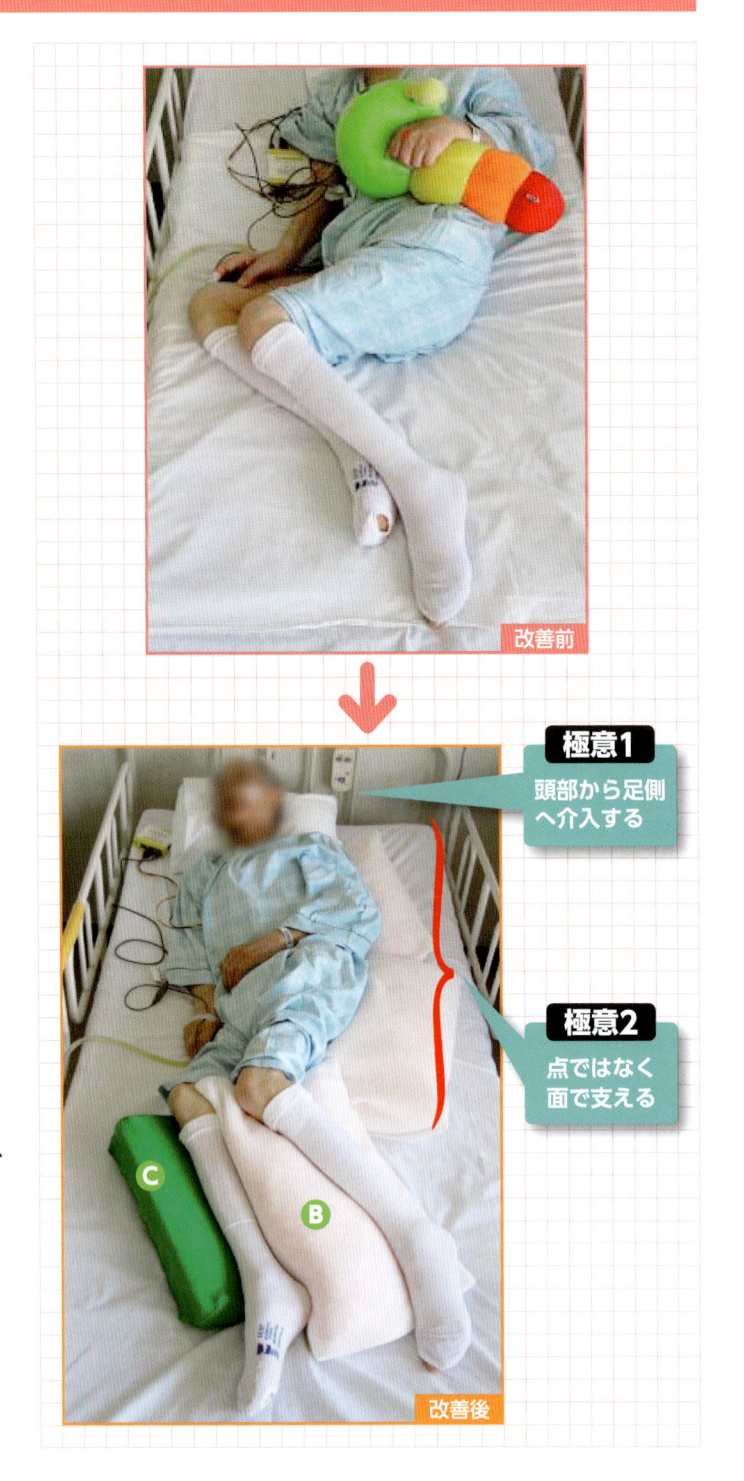

極意1 頭部から足側へ介入する

極意2 点ではなく面で支える

改善後

極意1　極意2　極意4
頭頸部　背部　上肢　下肢
拘縮　麻痺

Chapter 2
Case 11
上下肢に麻痺のあるケース

→ まとめ

ポジショニングは頭部・上半身から下半身へと介入し、全体のバランスをみる。
ピローの挿入の仕方によっては筋肉を緊張させ、拘縮を進めることもある。面で支えるイメージで、対軸のねじれを起こさないようにする。

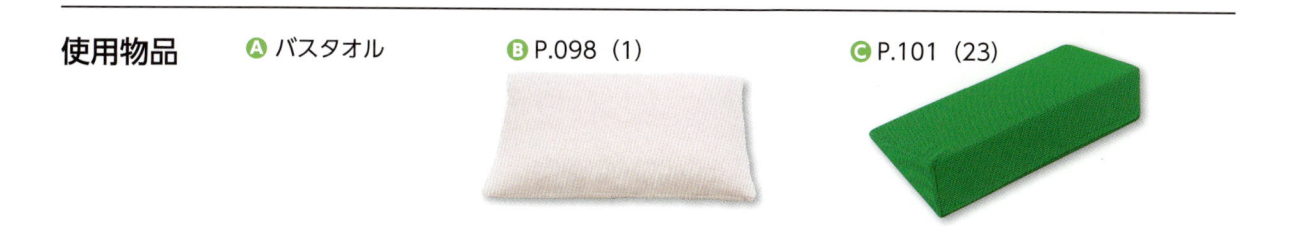

使用物品　　Ⓐ バスタオル　　Ⓑ P.098（1）　　Ⓒ P.101（23）

CASE 12 円背のあるケース①

ケース紹介

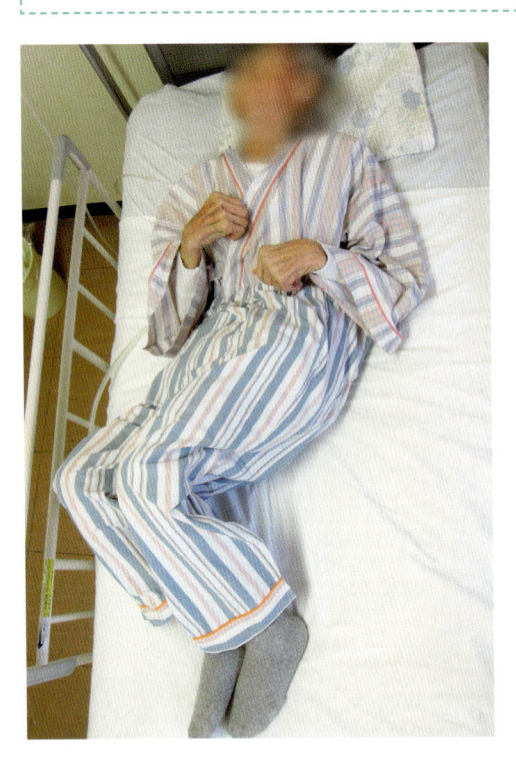

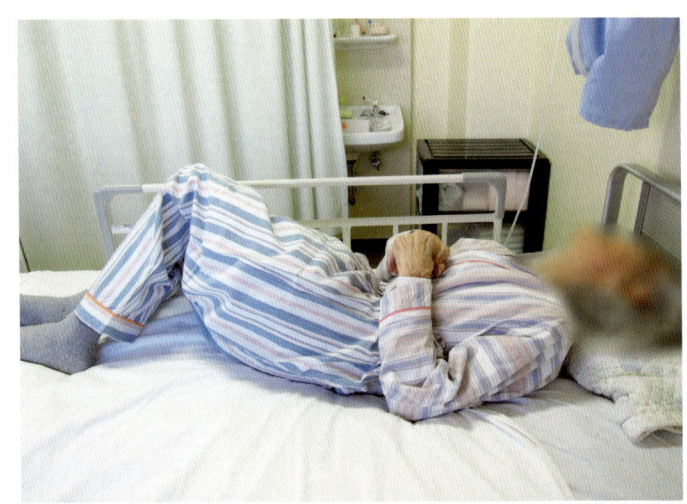

患者情報

97歳、女性。身長130cm、体重29.4kg。TP 6.3g/dL、ALB 2.1g/dL、HB 10.6g/dL。
脳梗塞、慢性心不全により、ペースメーカー植え込み術を施行。栄養状態不良のため、経鼻経管栄養法を頭側挙上30度で1日3回施行している。体圧分散寝具は良好な体圧分散を目指し、厚型のアドバン®を使用し、2時間ごとの体位変換を施行している。

体位・姿勢の特徴

円背があり、頸部は後屈し、後頭部と脊柱突出部で体幹を支持している。
四肢は介助にて伸展可能だが、徐々に拘縮し始めている。左半身は不全麻痺がある。

極意2　極意4　極意6
頭頸部　背部　上肢　下肢
拘縮　円背

Chapter 2
Case 12
円背のあるケース①

ポジショニングの検討

頭頸部・背部

→ ポジショニング前

頭部に挿入した枕が低く、後頭部と脊柱突出部で体幹を支持している。
身体とベッドの間に隙間ができ、頸部が過緊張となり拘縮がより進行するリスクがある。

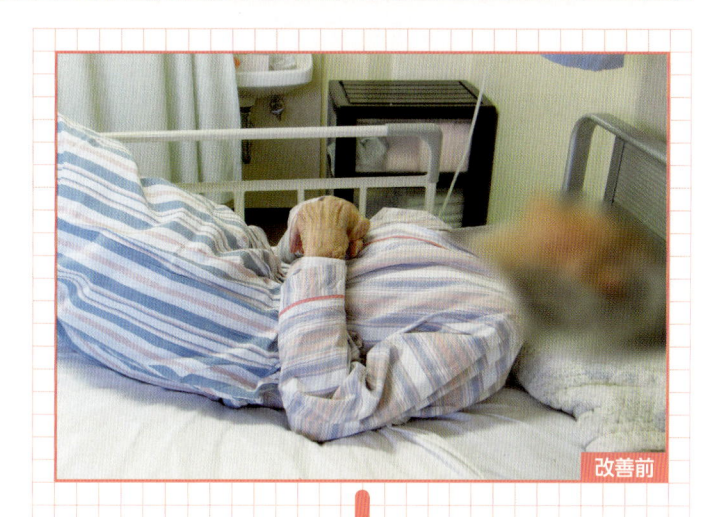

改善前

→ ポジショニング後

円背による脊柱突出部・後頭部に部分圧迫が加わらないように、ポジショニングピロー（Ⓐ）を挿入する。身体とベッドの間の隙間を埋め、頸部が中間位からやや前屈するように大きめのピローを挿入する。

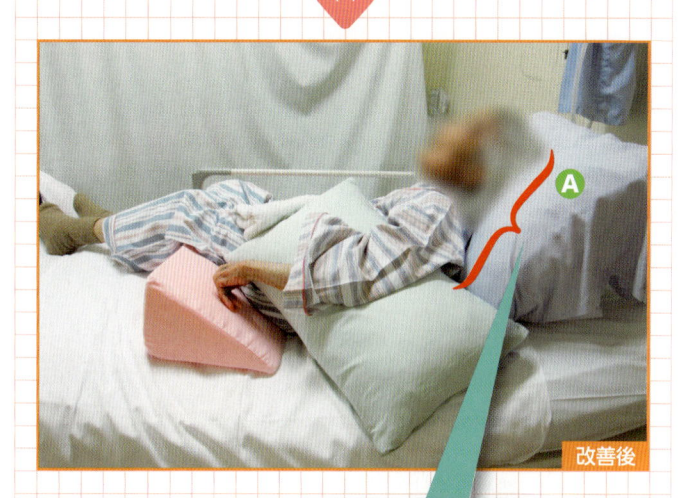

改善後

極意2
点ではなく面で支える

→ まとめ

円背の程度・頸部の拘縮に合わせ、身体とベッドの間に隙間ができないようにピローを使用する。
ピローに身体をうずめ、良好な体圧分散を目指すことは身体の安定性につながる。

059

CASE 12 円背のあるケース①

上肢・下肢

ポジショニング前

左半身は不全麻痺があり、四肢は徐々に拘縮し始めている。拘縮がより進行するリスクがある。膝関節の屈曲拘縮が進行することで仙骨部への部分圧が上昇する。

ポジショニング後

肩関節・肘関節の拘縮進行を防ぐために、左上肢にポジショニングピロー（Ⓑ）を挿入する。
手指の拘縮進行を防ぐために、たたんだタオルを手に持たせる。
仙骨部にかかる圧分散を図るために、三角形のピロー（Ⓒ）を臀部下に敷き込むように挿入する。

まとめ

上肢にピローを使用する際、重力を利用するように挿入すると、肩関節・肘関節の可動域が広がるようになり、拘縮の進行を防ぐことにつながる。
ピローを臀部に敷き込むように挿入することで、仙骨部への部分圧迫の回避ができる。

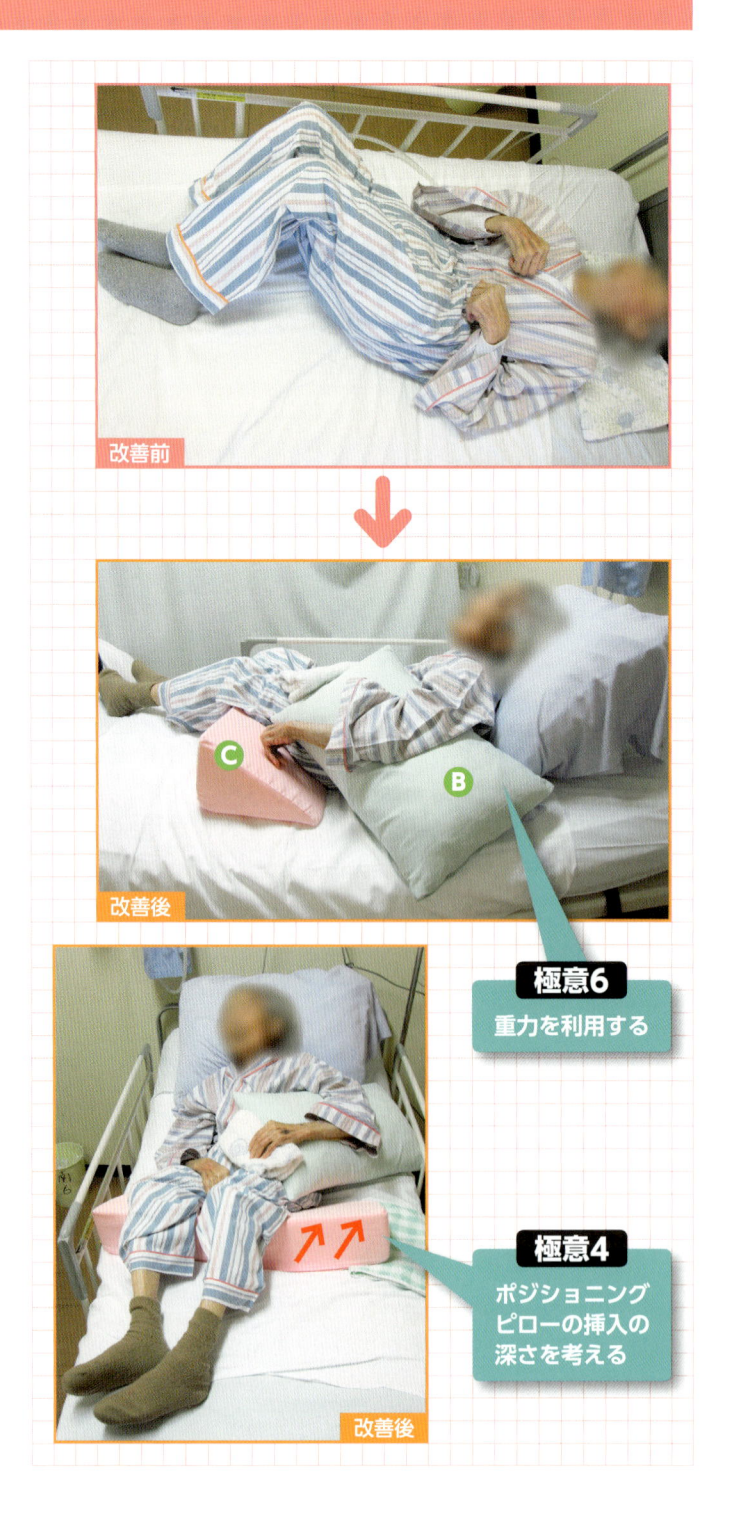

極意6 重力を利用する

極意4 ポジショニングピローの挿入の深さを考える

極意2	極意4	極意6
頭頸部	背部	上肢	下肢
拘縮	円背

Chapter 2
Case 12
●円背のあるケース①

使用物品　　Ⓐ P.099（10）　　Ⓑ P.100（13） 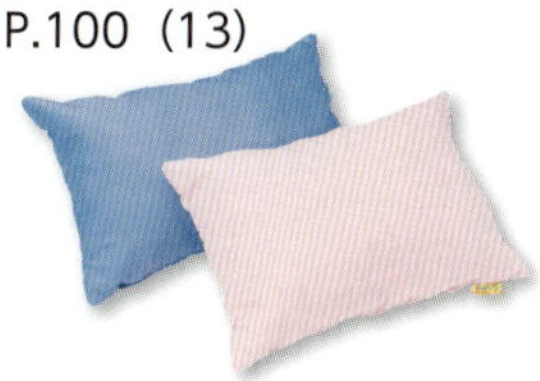　　Ⓒ P.099（7）

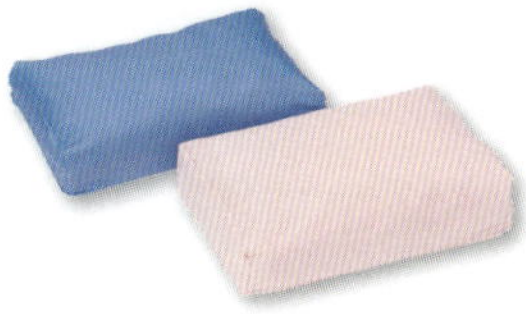

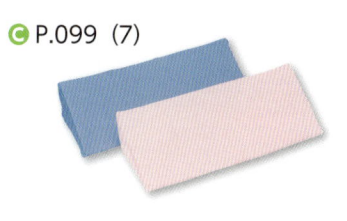

コラム　ポジショニング後の圧抜き

ポジショニングの最後の仕上げに「圧抜き」を行っているだろうか？　ポジショニングで圧抜きをしなかった場合、肩峰部と大転子部、外踝部などの骨突出部にとても強い圧がかかる。
ポジショニングを終えた後に、患者の身体の下に手を入れてみよう。圧抜きをしたときに骨突出に強く触れた場合、少しだけ角度を変えると（肩甲骨部、大転子部ともに体側に）、接触部位の体圧が再分配され、安楽な体位で休むことができる。このことは褥瘡発生リスクを減じることにもつながる。

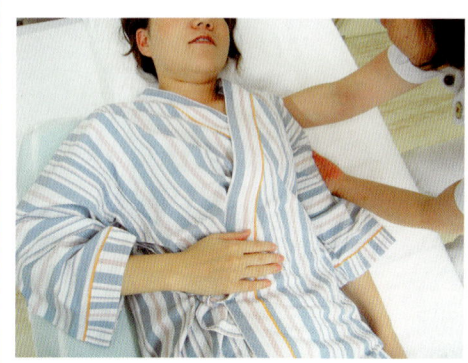

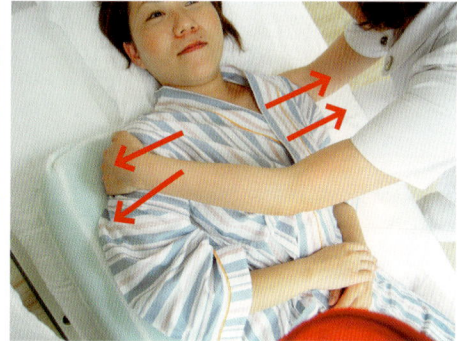

肩甲骨部の体圧が高いとき、体側へ少し引き、接触面積を広げるようにする。左右を確認する。

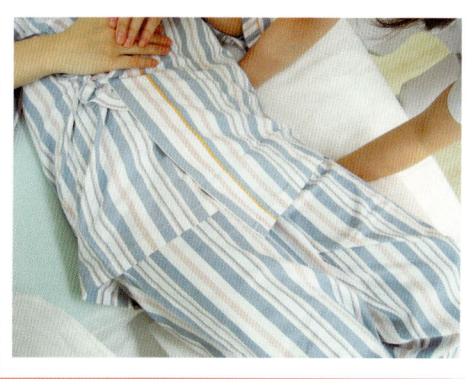

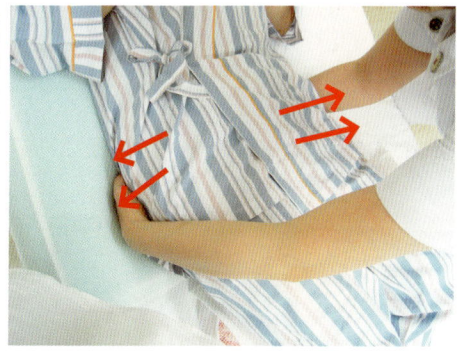

大転子部の体圧が高いとき、体側へ少し引き、接触面積を広げるようにする。左右を確認する。

Chapter 2 WOCナースが実践 ポジショニングのわざとコツ

CASE 13 円背のあるケース②

ケース紹介

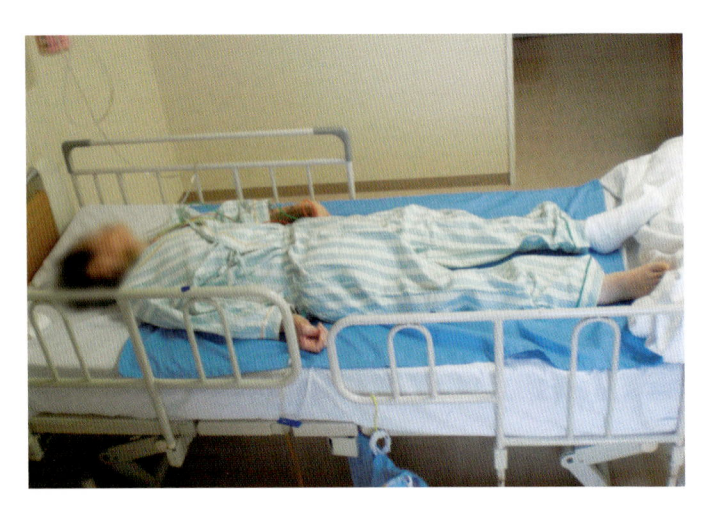

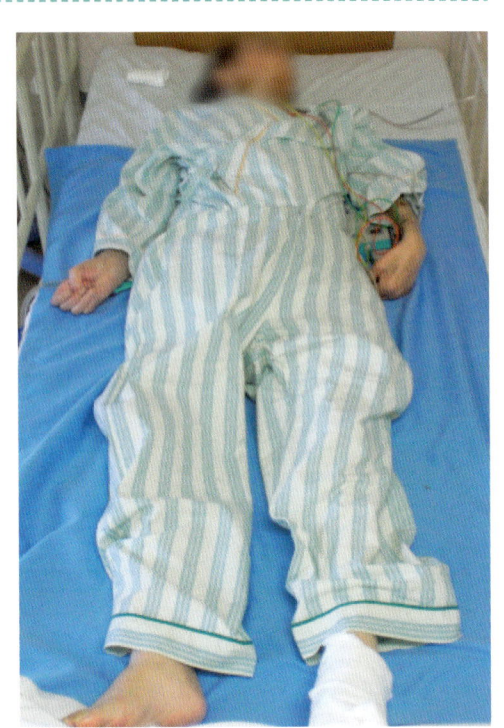

患者情報

87歳、女性。推定体重31kg、身長（膝高による）推定135cm。
基礎疾患に多発性脳梗塞、誤嚥性肺炎、閉塞性動脈硬化症（ASO）がある。施設入所していたが、ミキサー食摂取中に呼吸状態が悪化し、救急搬送された。入院後、経鼻胃管を挿入し、濃厚流動食の注入を1日3回行っている。体圧分散寝具は、良好な体圧分散のために、マキシーフロートマットレス®を使用している。

体位・姿勢の特徴

四肢麻痺・円背があるが体軸にねじれはない。四肢麻痺のため両上下肢は投げ出すようになっている。肩関節の沈み込み、股関節の外旋・外転がある。膝関節外側・外踝部には部分圧迫がある。特に仙骨部骨突出が顕著で部分圧迫が強い。

極意2　極意4

頭頸部　背部　上肢　下肢　手指
　　　　　　　　　拘縮　円背

Chapter 2
Case 13
円背のあるケース②

ポジショニングの検討

頭頸部

これまでのポジショニング

円背の突出部を頂点に身体を支えている。このため、頭部から肩甲骨部の一部に浮き上がりが生じている。その影響で後頭部、左の肩関節は沈み込んでいる。頸部は後屈位になっている。

改善前

極意2
点ではなく面で支える

改善後のポジショニング

頸部の後屈位を防ぎ、頭頸部が中間位からやや前屈位になるように基準枕の下にポジショニングピロー（Ⓐ）を挿入して、枕の高さを調節する。円背によって肩甲骨部から頭部に浮き上がりがあるため、肩甲骨下までを基準枕で支える。

改善後

残された課題とコメント

頸部から背部（肩甲骨部）に高さを調整した基準枕を挿入しているが、肩甲骨部にはまだ、浮き上がりがあり、背部全体が支えきれていない。円背による背部の浮き上がりに対しては、背部全体を支えることができる大きさと厚みをもったピローを使用するとよい。

まとめ

頭頸部が中間位からやや前屈位になるように、枕の高さを調節する。
円背による頭部から肩甲骨部の浮き上がりに対しては、上半身全体を支えるようにする。

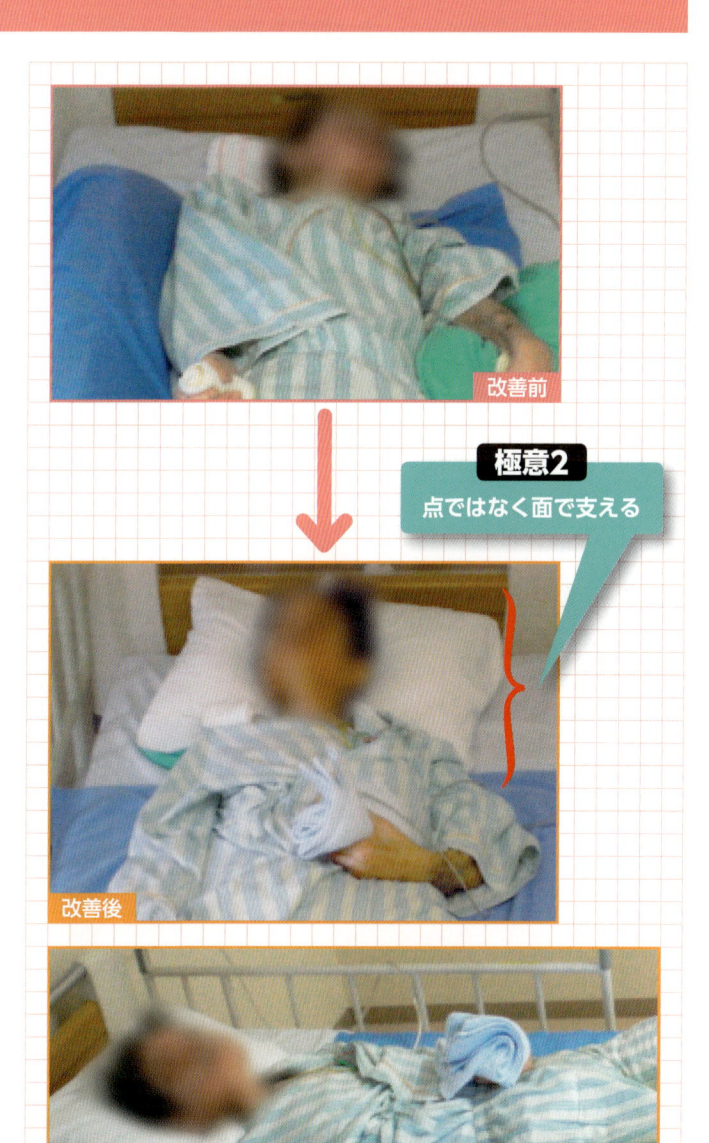

Ⓐ　改善後

063

CASE 13 円背のあるケース②

手指・上肢

これまでのポジショニング

肘関節は両側とも拘縮はない。左上肢の手関節に50度程度の屈曲拘縮を認め、手首が浮き上がり手指が接地している。手指が強く屈曲拘縮しているため、筒状に丸めたハンドタオルやたたんだハンカチを持たせている。しかしいずれも、把持しやすい形状であるために手指は屈曲位になりやすく、手指の屈曲拘縮を悪化させるおそれがある。

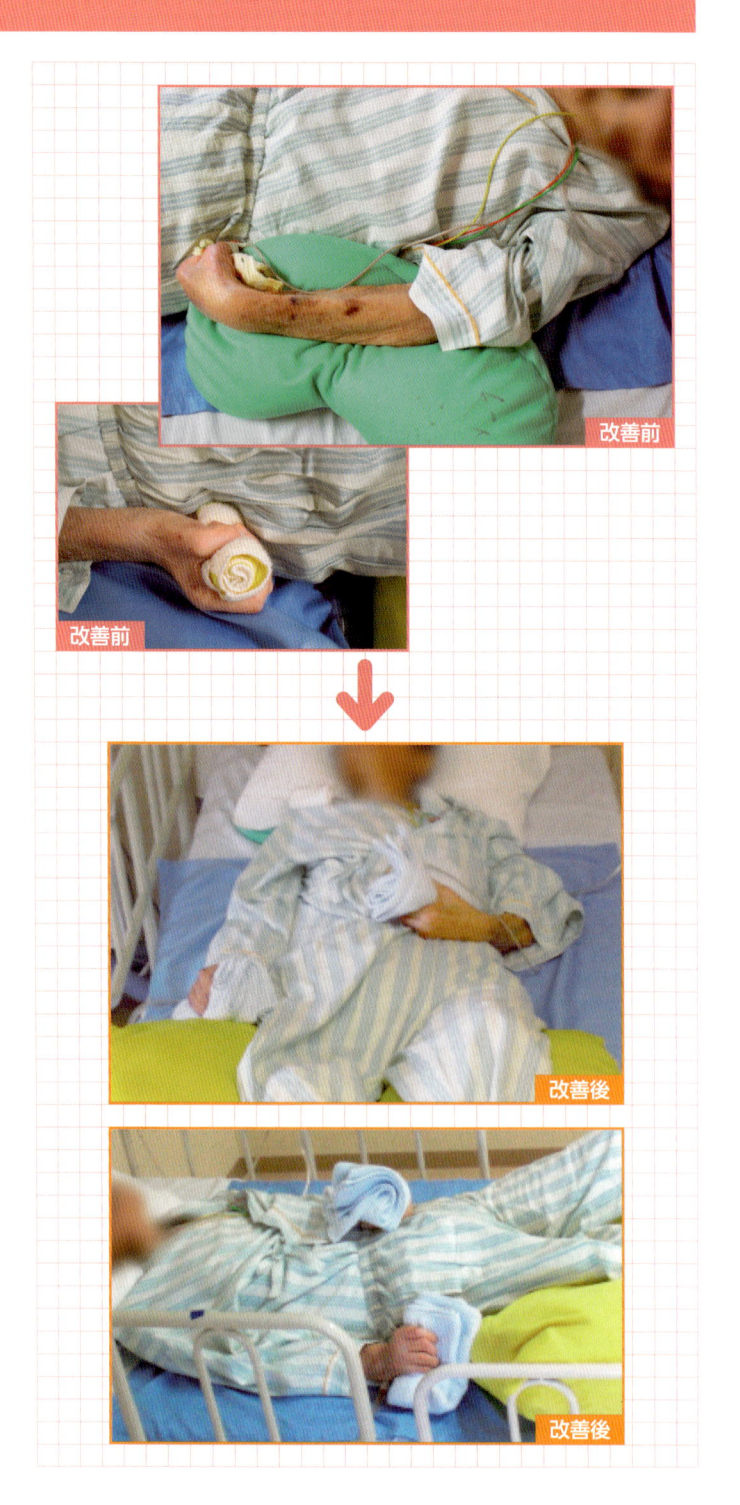

改善後のポジショニング

上肢は自然な伸展位となるように伸ばし、身体に沿わせて置く。手指の屈曲拘縮に対して、辺縁に手指がかからず把持しにくい程度の厚みをもたせてたたんだハンドタオルを持たせる。これによって、できるだけ手指が伸展位をとれるようにする。

まとめ

手指の屈曲拘縮を予防するには、把持しにくく指を曲げきらない形状のタオルやスポンジを持たせるとよい。

極意2	極意4

頭頸部	背部	上肢	下肢	手指

拘縮	円背

Chapter 2 Case 13 ● 円背のあるケース②

下肢

→ これまでのポジショニング

膝関節の屈曲拘縮による浮き上がりに対して、下半身全体にポジショニングピローを使用している。このピローにより、股関節はやや外転して固定されており、ピローと腓骨部・外踝部との部分圧迫が懸念される。また、ピローの厚みが実際の患者の膝関節の屈曲拘縮によりできた浮き上がりの隙間と比べ厚すぎている。このため両下肢がピローによって持ち上げられてしまい、背部・仙骨部の沈み込みを招き、部分圧迫が懸念される。この状態で上半身に傾斜付きピローが挿入されると、上半身は左側へ、左下肢は右（上）方向へねじれるように固定してしまうため、体軸のねじれにつながる。

→ 改善後のポジショニング

両股関節の外転・外旋を修正するために、ポジショニングピロー（Ⓑ）を大腿部から下腿部に挿入する。この際、ピローの端を臀部の下に敷き込むことにより、ピローに下肢全体をあずけられる。これにより臀部圧の軽減を図る。仙骨部の部分圧迫が解除され、踵部・外踝が浮き上がっていることを確認する。このケースでは、仙骨部圧が 38.3mmHg まで軽減した。

→ まとめ

両下肢にピローを挿入する際、ピローの端を臀部の下に入れ込むことによって、ピローにしっかりと下肢をあずけることができ、仙骨部の除圧につながる。

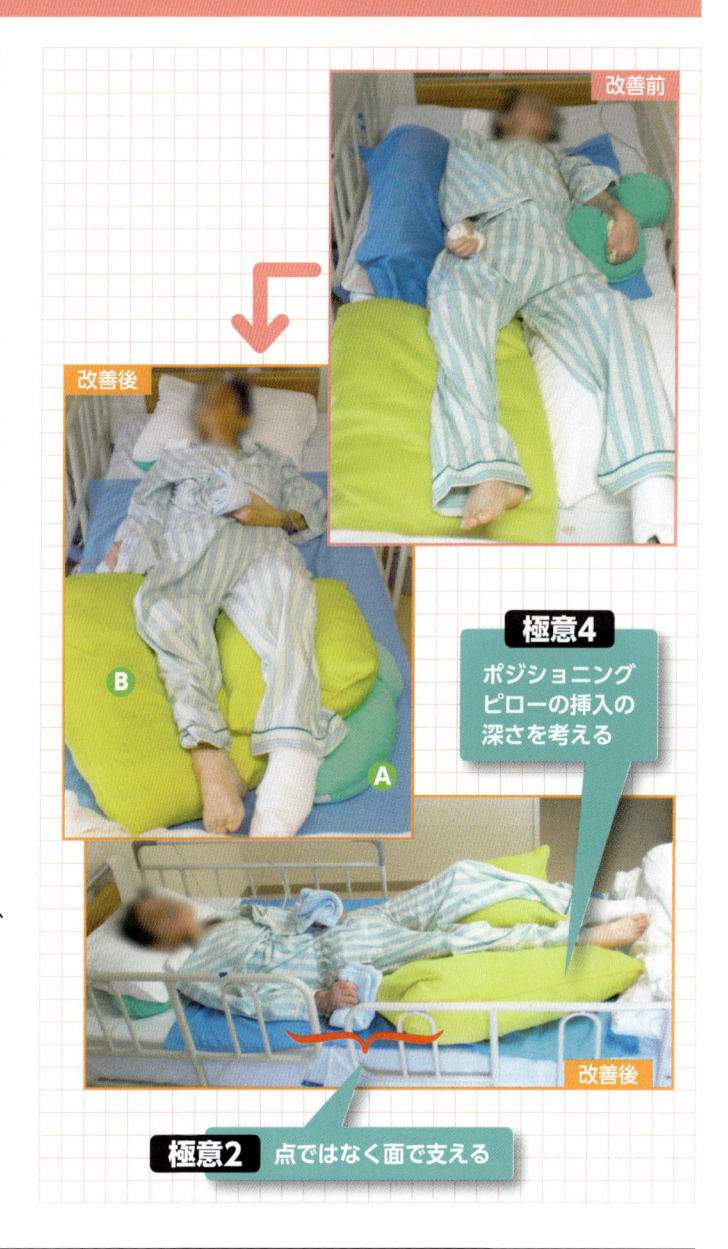

極意4 ポジショニングピローの挿入の深さを考える

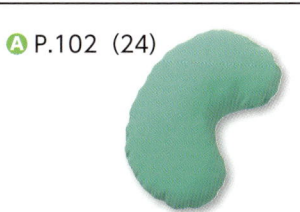

極意2 点ではなく面で支える

使用物品 Ⓐ P.102（24） 　 Ⓑ ウレタンスティック

CASE 14 円背のあるケース③：座位

ケース紹介

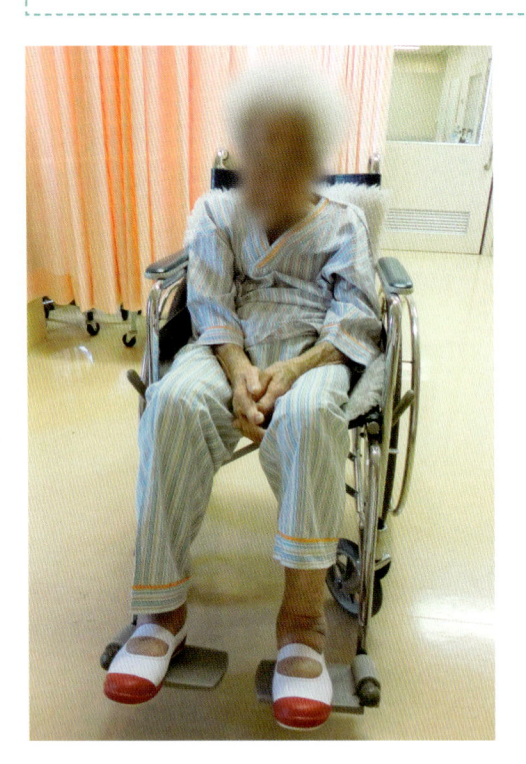

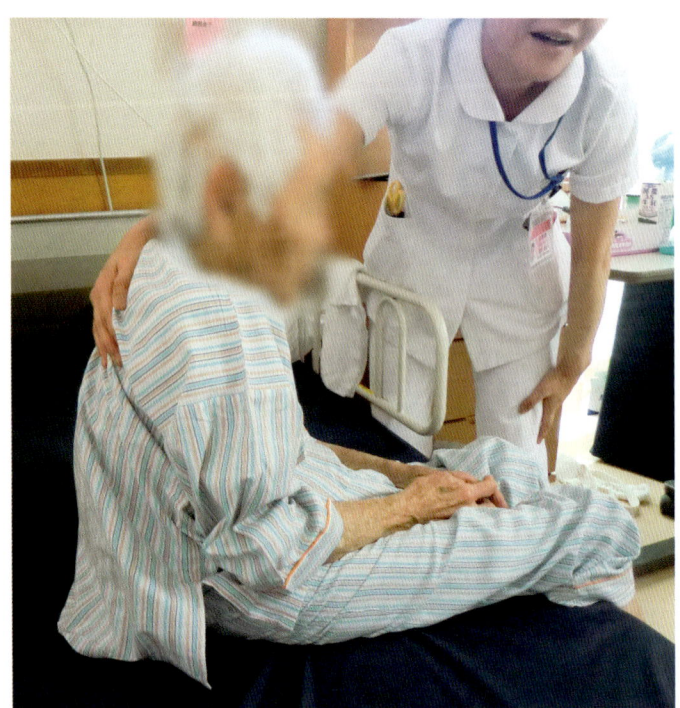

患者情報

87歳、女性。身長130cm、体重38kg。

消化管穿孔術後。元来は身の回りのことはできるが、術後回復に時間を要して下肢の筋力が低下した。立位が困難で両下肢に浮腫もあるが、自力での活動意欲がある。転倒などの危険防止のため、看護師とともに長時間を車椅子で過ごすことが多く、脊椎突出部に褥瘡が発生した。

食事は準備すると自力で摂取し、排泄は介助でポータブルトイレへ移動する。

体位・姿勢の特徴

円背が強く仙骨座りであり、時に姿勢を正すが、数分も維持できない。頭部は前屈して視線は足元を向いている。胸と腹部が折れて重なるように曲がり、頸部から腰部の脊柱は丸い。左の肩が下がり左右のバランスが悪い。前屈しても脊椎は車椅子の背もたれと接している。股・膝関節の角度が90度以上に開いている。体格と車椅子の大きさが合わず姿勢が安定しない。

極意3　極意4
体幹　背部　臀部　下肢
円背

Chapter 2
Case 14
円背のあるケース③…座位

ポジショニングの検討

臀部・下肢

➡ ポジショニング前

仙骨座りで座位が安定しない。
股・膝関節が90度以上に開いている。
膝下が浮いている。

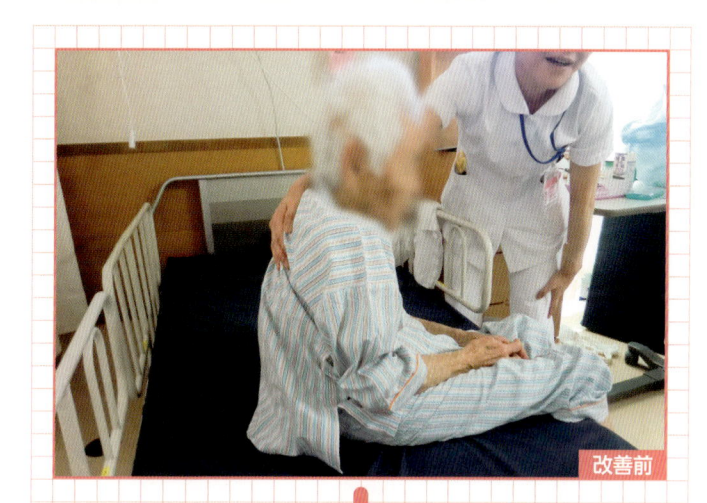

改善前

➡ ポジショニング後

体格が小さく、車椅子用クッションでは足が浮くためムートンを使用して調整する。
ムートンはたたんで膝下側を二重にして座面に置く。

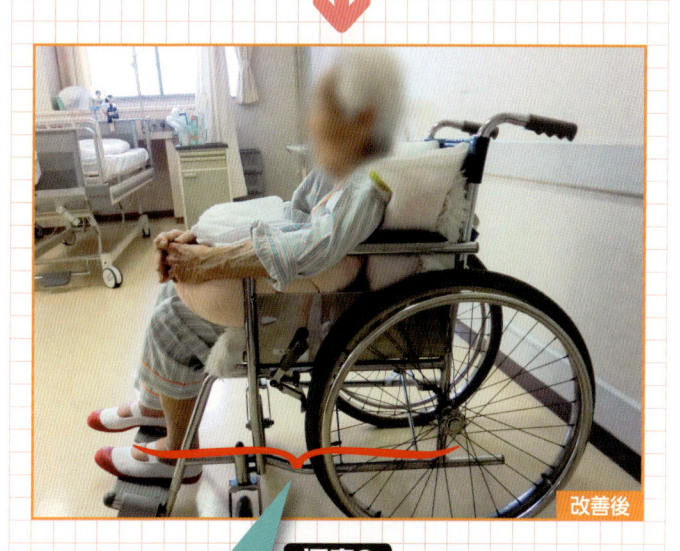

改善後

極意3
体軸を自然な流れにする

➡ まとめ

股・膝関節の90度ルールに従って座位姿勢を保つようにする。下肢が浮かないように座面の調整を行う。
仙骨座りは完全に修正できないため、定期的に左右前後に臀部を浮かせて持続する圧迫がかからないよう体圧分散を図る。

067

CASE 14 円背のあるケース③：座位

背部

ポジショニング前

脊椎骨が突出し、前屈になっている。
常に車椅子の背もたれに脊椎部が接触している。

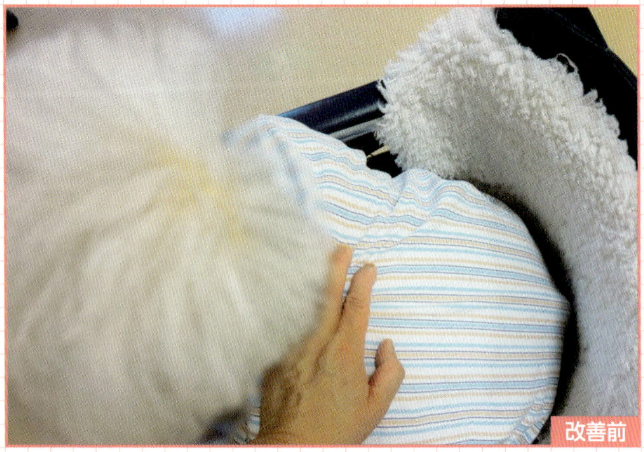

改善前

ポジショニング後

脊椎部の部分圧迫を取り除くために、背部の左右にポジショニングピロー（Ⓐ）を三角柱に成形して挿入し、車椅子との隙間を埋める。
上体が左右に傾かずに安定するように、ピローは骨盤を押さえるように挿入する。

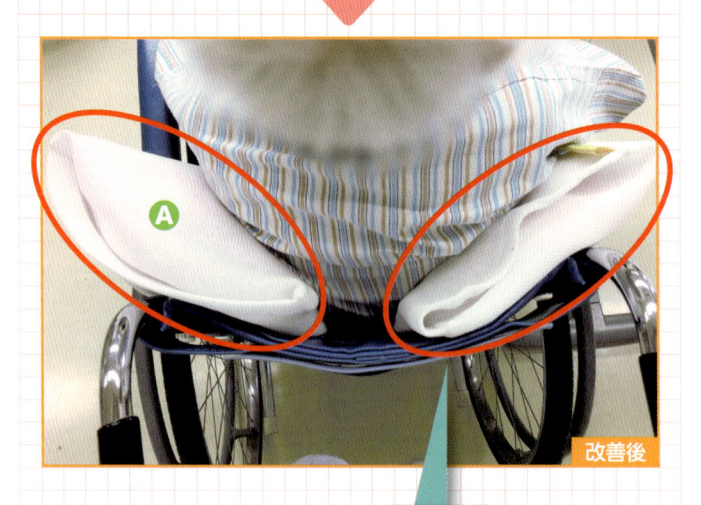

改善後

極意4
ポジショニングピローの挿入の深さを考える

まとめ

突出した脊椎部の体圧とずれを軽減させるために、車椅子と上体の隙間を補正する。
ピローは成形可能なものを使用する。

上半身

→ ポジショニング前

左肩が下がり、バランスが悪い。
胸と腹部が折れるように曲がっている。

→ ポジショニング後

上肢を支え、前傾姿勢を助長しないように、膝上に大きめのポジショニングピロー（Ⓑ）を置き、抱くようにする。この際、左側を厚くし、左肩の下がりが起こらないようにする。

→ まとめ

膝の上に大きめのポジショニングピロー（Ⓑ）を置くことで上肢が支えられ、前傾・左傾斜を防ぐことができる。
ピローは、軽くて体にフィットするものを使用する。
座面と背部の支えにより、体軸が左に傾くことが修正された。

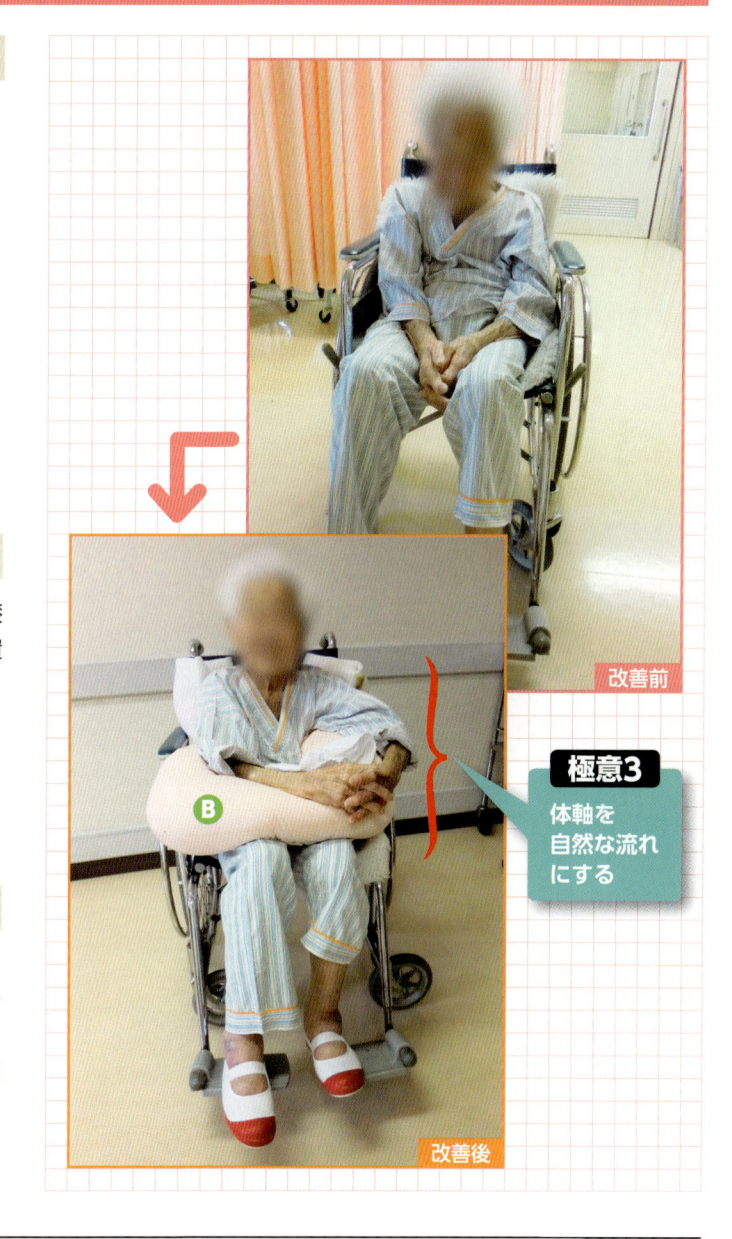

改善前

極意3
体軸を
自然な流れ
にする

改善後

使用物品

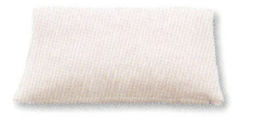

Ⓐ P.098（1）　　Ⓑ P.101（21）

Chapter 2 / Case 14　円背のあるケース③：座位

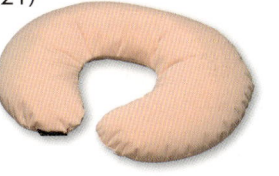

極意3　極意4
体幹　背部　臀部　下肢
円背

CASE 15 体軸のねじれ・四肢拘縮のあるケース

ケース紹介

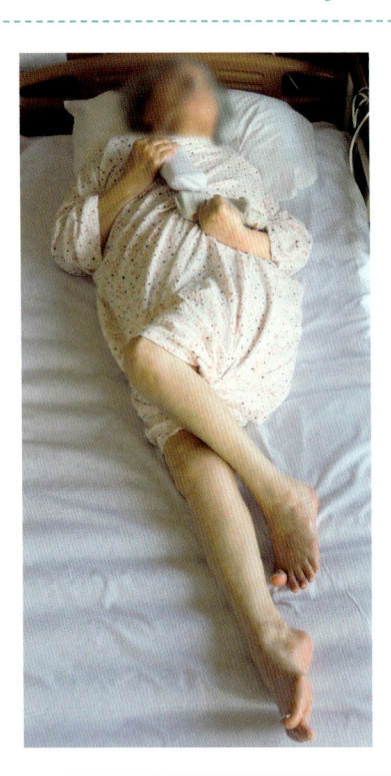

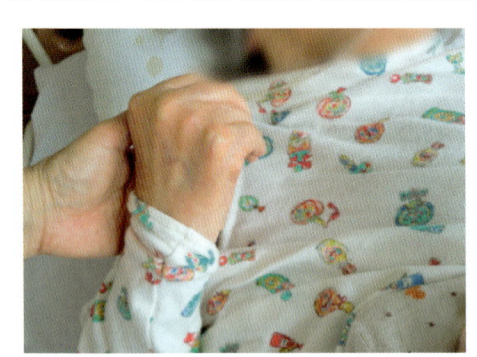

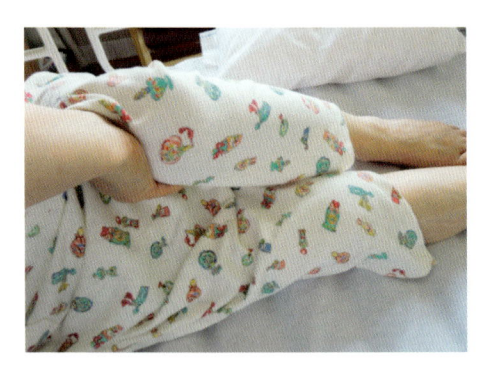

患者情報

84歳、女性。身長150cm、体重50kg。
脳血管疾患後遺症で寝たきり状態、自力体位変換や意思表示はできない。
刺激で痙縮があり、四肢が縮まる。動きにより下肢同士が擦れる。四肢の可動域が狭く、更衣やおむつ交換が困難である。1年前に左側肩関節脱臼のため整復した。エアマットレスと枕を使用して体圧管理、左側臥位以外の体位変換を行う。経腸栄養時は30度頭側挙上して、約1時間で注入する。

体位・姿勢の特徴

頭部は後屈してすくめたようになり、左右の回転・屈曲はほとんどできない。枕をはずすと頭部が浮く。右肩関節は緊張が緩むとき、わずかに内・外転が可能である。肘関節はほとんど伸展できない。骨盤を境に上下で体軸はねじれ、刺激で右下肢以外の屈曲が強くなる。右下肢は伸展して拘縮し、股関節は外転できない。左下肢は内転して拘縮する。

極意2　極意4　極意5　極意6
頭頸部　上肢　下肢
拘縮

Chapter 2
Case 15
● 体軸のねじれ・四肢拘縮のあるケース

ポジショニングの検討

頭頸部・肩部

▶ ポジショニング前

顎が上がり首をすくめたようになっており、左右の回転・屈曲はほとんどできない。枕をはずすと頭部が浮く。自然な姿勢が維持できず、頸部・肩が緊張状態にある。左肩・左半身全体が落ち込み、圧迫が増強される。

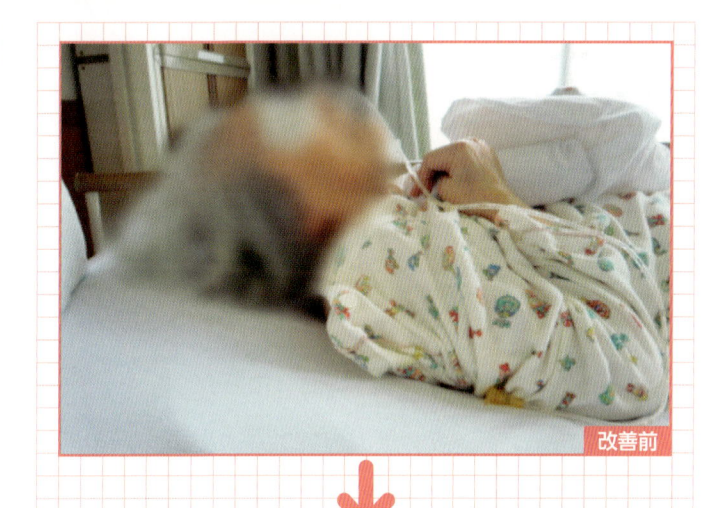

改善前

▶ ポジショニング後

頭部の前屈と安定を図るために、後頭部で浮きの大きい左側のポジショニングピロー（Ⓐ）の厚みを調整し、さらに傾斜付きのピロー（Ⓑ）で補正する。
左右の肩が水平になるように、成形可能なピロー（Ⓒ）を左背部から挿入する。

改善後

極意4 ポジショニングピローの挿入の深さを考える

極意2 点ではなく面で支える

▶ まとめ

頸部や肩の緊張緩和を目指す。
高さを調整しながらピローを使用して、左右のバランスを図る。
できるだけ体軸がまっすぐになるように調整する。
成形可能なピローを使用することでポジションが安定する。

Chapter 2 CASE 15 体軸のねじれ・四肢拘縮のあるケース

上肢

→ ポジショニング前

両上肢の内転拘縮が強く、両手を握りしめ、指も拘縮している。
左上肢は肩関節脱臼のため、ポジショニングピローの挿入は禁じられている。

→ ポジショニング後

右脇・肘関節の緊張を軽減させるため、右上肢に沿ってピロー（D）を挿入する。挿入の際、肩関節の緩みをみつけ、ゆっくり動かしながら、重力の加減で脇が開きやすい方向を考えピローを挿入する。手に持たせるタオルは、握りしめて拘縮を増強させないようにするため、握り込みにより指が曲がらないよう四角く厚みがあり潰れない程度のやわらかさのものに変更する。

極意6 重力を利用する

→ まとめ

拘縮した肩関節はゆっくり動かして、重力を意識し慎重にピローを挿入する。
ピローを抱きしめないように使用する。
手につかませるタオルは握り込まない形状のものを選択する。

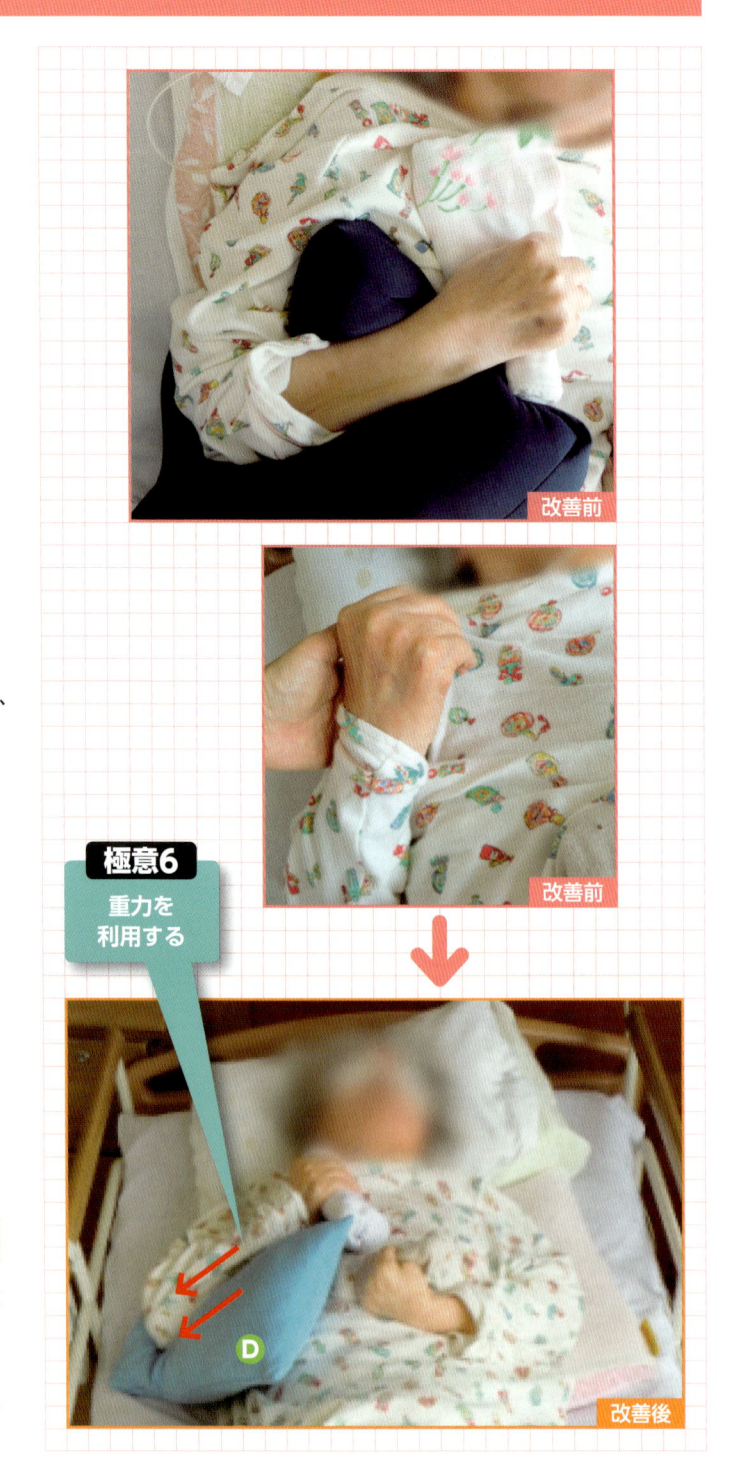

Chapter 2 Case 15 体軸のねじれ・四肢拘縮のあるケース

極意2 極意4 極意5 極意6
頭頸部 上肢 下肢
拘縮

下肢

→ ポジショニング前

左下肢は内転屈曲拘縮、右下肢は伸展拘縮している。痙縮のため、左右の下肢が擦れて皮膚損傷のリスクが高い。

→ ポジショニング後

右下肢はエアマットレスの体圧分散機能を活用する。
左下肢全体を支えるように、ウレタン製のポジショニングピロー（E）を挿入する。
下肢が動いて左の第1趾が右下肢を傷つけないように、膝から土踏まずまでピローが接するように挿入する。
ピローは滑りにくいものを使用する。

→ まとめ

下肢同士の接触を避けるため下肢の間にピローを挿入する。
下肢を十分に支えるような大きさのピローを選択する。
動きがある部位では、ピローのカバーは滑りやすく、ピロー自体は体重がしっかりかかり沈み込むような素材を選択する。

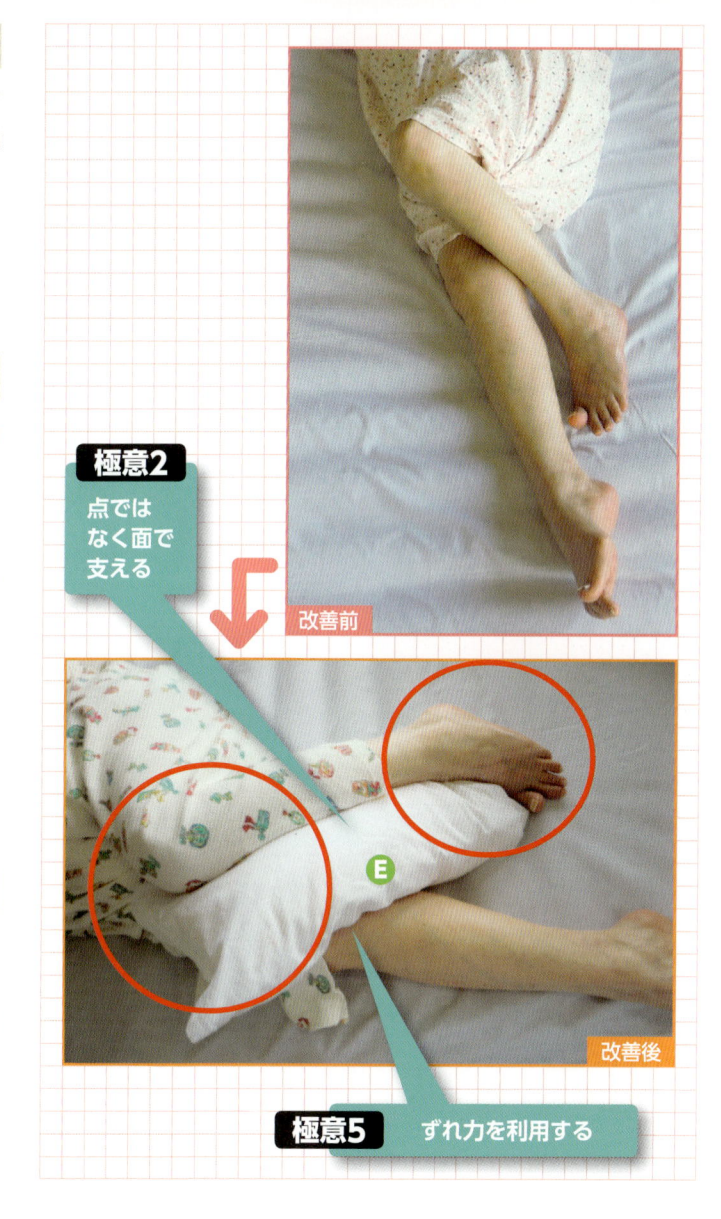

極意2 点ではなく面で支える

改善前

改善後

極意5 ずれ力を利用する

使用物品　Ⓐ 基準枕　Ⓒ P.098（1）　Ⓓ P.099（12）　Ⓔ P.101（18）
Ⓑ 市販品のピロー（材質：ウレタン）

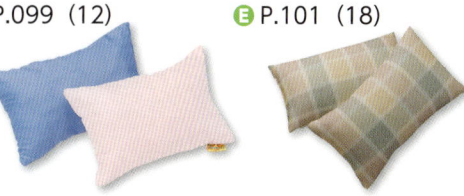

073

CASE 16 頸部拘縮・胸椎突出・四肢麻痺のあるケース

ケース紹介

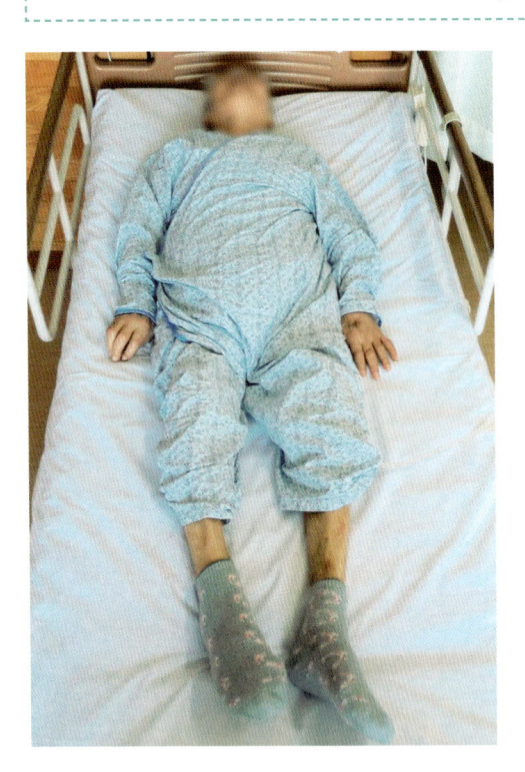

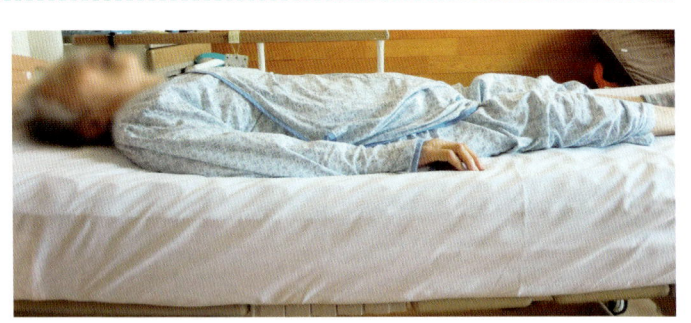

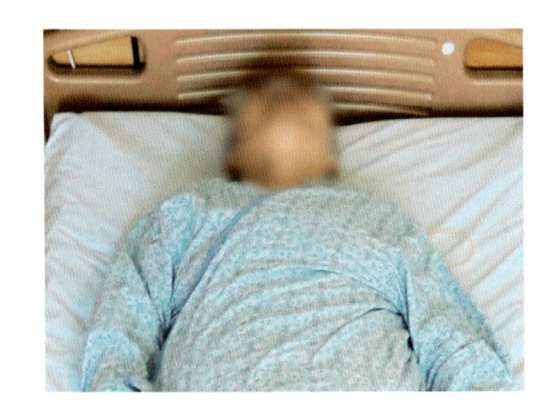

患者情報

85歳、女性。身長140cm、体重40kg。
2回の脳血管障害により四肢麻痺があり、自力体位変換や意思表示ができない。
プライムレボ®と体位変換で体圧管理を行っている。
突出した胸椎部に褥瘡があり、治癒に時間を要している。

体位・姿勢の特徴
常に左向きで頸部は硬いが、ゆっくり動かすと右に向くことはできる。枕をはずすと頭部は後屈し、顎が上がっている。両肩が上がり緊張した様子がみられる。四肢の関節はやわらかい。

極意3　極意4

頭頸部　背部　上肢　下肢
　　　　拘縮　麻痺

Chapter 2
Case 16

頸部拘縮・胸椎突出・四肢麻痺のあるケース

ポジショニングの検討

頭頸部

→ これまでのポジショニング

枕を使用していても顎が上がり、顔が左側に傾いている状態である。
枕をはずすと頭部は後屈し、顎はさらに上がる。頸部から肩が緊張している。

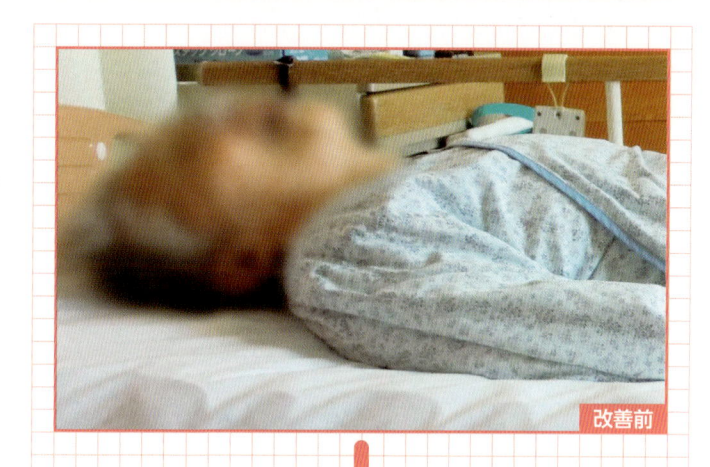

改善前

→ 改善後のポジショニング

頭側挙上して頭部の高さを調整する。
枕を使用して、頭部が前屈位になるようにする。頭部の傾きを修整して、頭部が中間位（顔の向きと体軸がまっすぐ）になるようにポジショニングピロー（A）を追加挿入する。

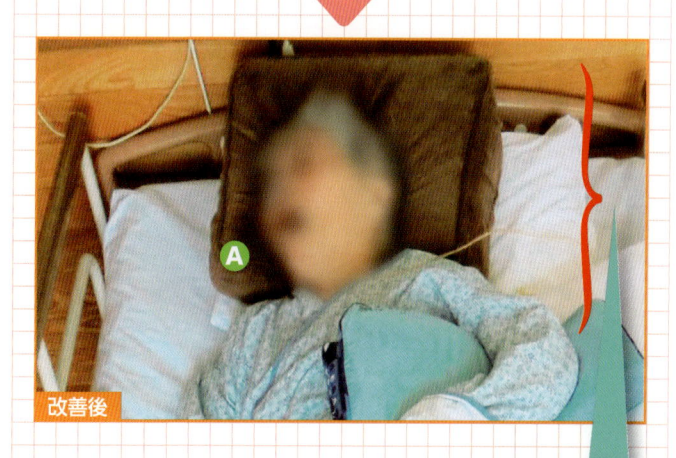

改善後

極意3
体軸を自然な流れにする

→ まとめ

頭頸部を前屈位にするようにしたことで、頸部や肩の緊張は緩和した。また、頭部が正面を向き、体軸がまっすぐになるように傾きを修正する。

075

CASE 16 頸部拘縮・胸椎突出・四肢麻痺のあるケース

背部・上肢

これまでのポジショニング

枕の挿入が浅いため、体の重みで枕がはじき出され、30度側臥位がとれていない。
傾きが十分でないため上側の肩が下がっている。
左下肢がバランス悪くポジショニングピローの上に乗っているため体軸がねじれ、骨盤もねじれている。

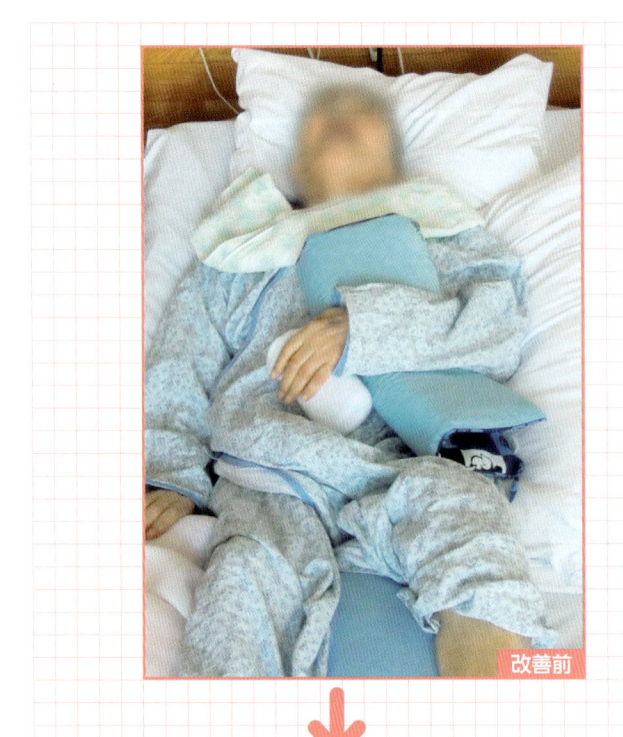

改善後のポジショニング

突出した脊椎にあたらないよう、脊椎の手前までピロー（B）を挿入して上体の安定を図る。次に体軸がまっすぐになるよう、臀部も支えるように挿入する。
骨盤がねじれないように大腿後面にもピロー（C）を挿入する。
上側の肩が下がらないように腕の下に座布団（D）を挿入する。

極意4 ポジショニングピローの挿入の深さを考える

まとめ

背部へピローを深く挿入することで挙上側が支えられ、脊柱部の体圧が減少した。
体軸がまっすぐになった。

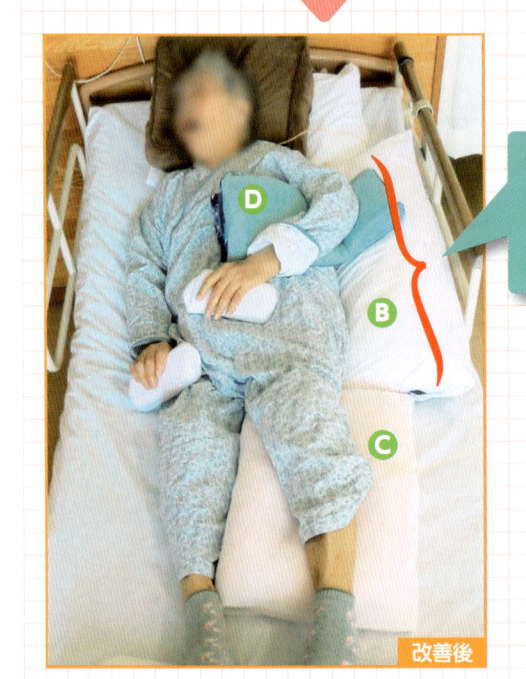

極意3　極意4

頭頸部　背部　上肢　下肢
　　　　拘縮　麻痺

Chapter 2
Case 16

● 頸部拘縮・胸椎突出・四肢麻痺のあるケース

下肢

→ これまでのポジショニング

拘縮はないが、外旋している。
ポジショニングピローの材質や置き方に不適切なところもあり、下肢が内旋・外旋してピローからずり落ち、不自然な状態になっている。
骨盤がねじれている。

→ 改善後のポジショニング

側臥位時、下側になる下肢は、体圧分散寝具の体圧分散性能で維持されている。
上側になる下肢は、安定のため形状を変えられるピロー（C）を使用する。
ピローは下肢の形に沿って溝をつくり、大腿後面から下肢全体を支えるようにする。
上体の傾きと下肢の向きがまっすぐになるように下肢の高さを調整する。
踵を浮かせる。

→ まとめ

体圧分散寝具の機能とピローのマッチングを考える。使用したピローがはじき出されないよう、ピローへの下肢の乗せ方に注意し、体位（下肢）の安定を図る。

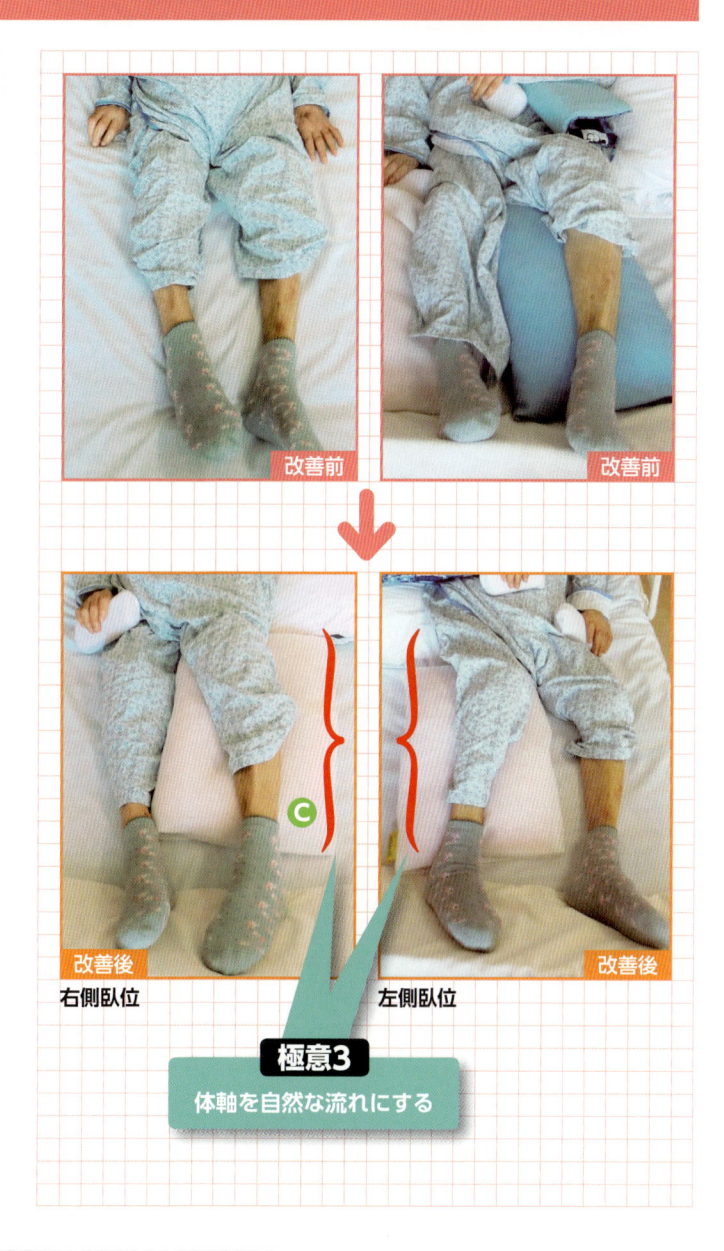

改善前　改善前
改善後　改善後
右側臥位　左側臥位

極意3
体軸を自然な流れにする

使用物品　Ⓐ 市販品低反発枕（材質：ウレタン）　Ⓑ P.100（17）　Ⓒ P.098（1）　Ⓓ 市販の座布団（材質：ポリエステル綿）

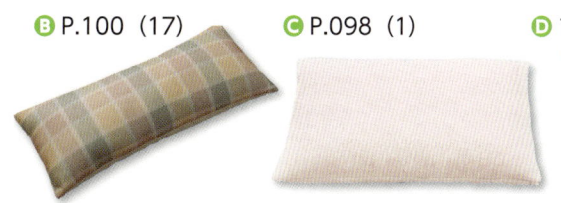

077

CASE 17 四肢拘縮と側彎のあるケース

ケース紹介

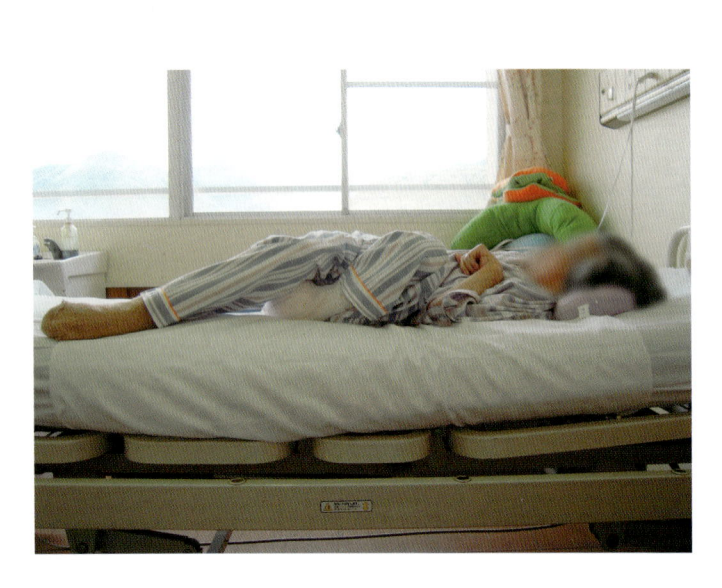

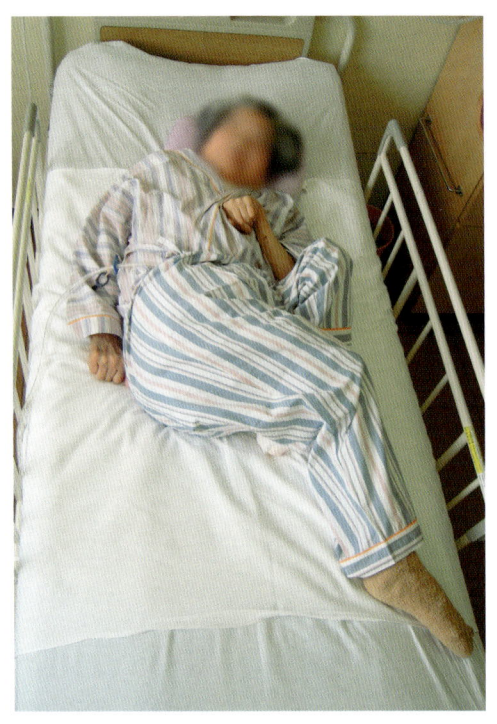

患者情報

90歳代、女性。
脳梗塞、誤嚥性肺炎、糖尿病、腰椎彎曲症がある。脳梗塞による寝たきりで自力の体動はない。胃瘻造設後で、注入時の頭側挙上によるずれで仙骨部に褥瘡を発生した既往がある。糖尿病性下腿潰瘍（血行障害）で、左下肢先端が壊死を起こしている。体圧分散寝具は、四肢拘縮があるため、厚型のアドバン®を使用している。

体位・姿勢の特徴

左下肢は極端に屈曲し、そこに右下肢が伸展状態のまま覆いかぶさるように重なっている。右側臥位では、左下肢が屈曲のまま床面から完全に浮いた状態になる。
左上肢は肘関節・手関節ともに屈曲したまま伸展ができない状態で、肩関節も内転気味である。身体が左側に傾き、身体の左側に重心がかかる状態である。

極意2 極意6
腰椎 上肢 下肢
拘縮

Chapter 2
Case 17
四肢拘縮と側弯のあるケース

ポジショニングの検討

上肢・肩関節部

→ これまでのポジショニング

写真は左側臥位の状態である。軽度の肩関節の内転があり、肩峰部が軽く浮いていたため、その隙間にポジショニングピローを挿入し体圧分散を図ろうとしているが、挿入しているピローの厚みのため、かえって肩関節部の内転を増強し、拘縮を進めてしまっている。

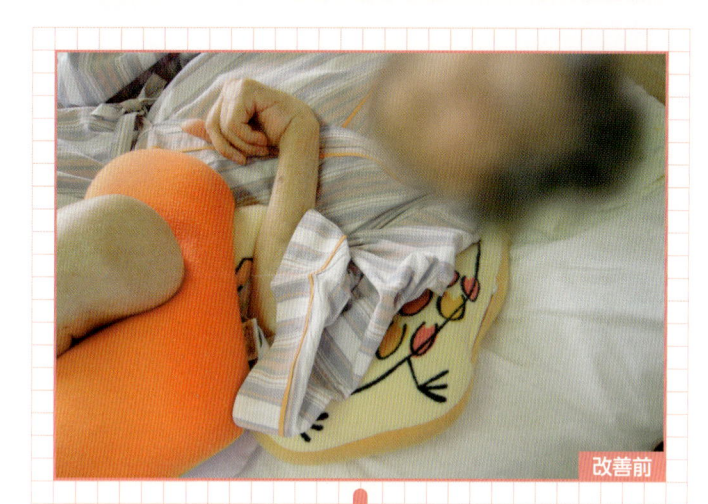

改善前

→ 改善後のポジショニング

体圧分散寝具は高機能タイプを使用しており、肩関節部にはピローはなにも挿入しない。このままの状態でも肩峰部・肘関節部・肩甲骨部の体圧はいずれも20mmHg以下を保てており、除圧には問題はない。

→ まとめ

関節部にできる隙間を埋めるようにピローを使用しがちであるが部位によっては、かえって可動域を狭めてしまうこともあるので注意する。基本的には、十分な体圧分散効果のある体圧分散寝具を使用し、下になる側にはなにも挿入しない。
関節拘縮部は部分的に除圧を行うのではなく、関節を動かす隙間をつくることを意識し、全体で支えるようにする。

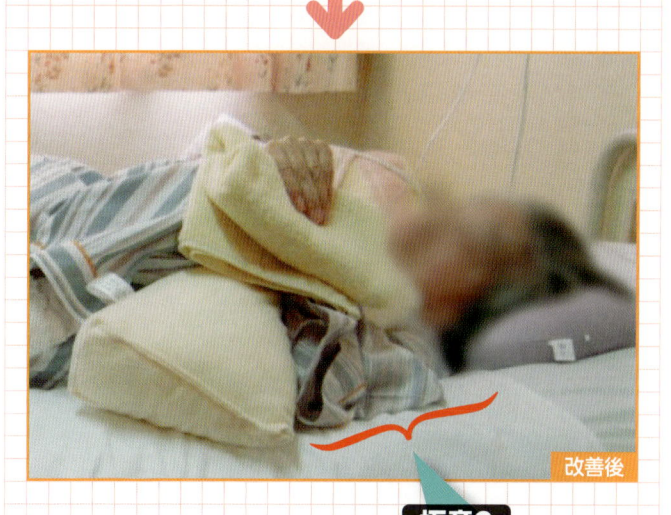

改善後

極意2 点ではなく面で支える

CASE 17 四肢拘縮と側彎のあるケース

下肢

➡ これまでのポジショニング

股関節の内転に伴い、屈曲した左下肢に伸展状態のまま覆いかぶさるように右下肢が重なり床面から浮いている。右下肢の重みがそのまま右の内踝と左下肢の大転子部とにかかってしまっている状態である。また、下腿部のみを支えており、左下肢同様に血流障害が危惧される。右足趾部は床上に接触したままになっている。

改善前

➡ 改善後のポジショニング

ポジショニングピロー（Ⓐ）を長く利用し、下肢全体を支えるようにした。股関節の内転を伴い、床上から一部浮いた状態の下肢を支えるためにビーズ製のピローを用い、床面からの浮き具合に合わせて、ピローの厚みを変えて成形した。

改善後

極意2
点ではなく面で支える

➡ まとめ

下肢は部分的に支えるのではなく、下肢全体を支えるようにすることで、部分圧を減らすことができる。
今回用いたピローは従来のビーズと異なり底づきがない。また、下肢が置かれるところに溝をつけると、下肢を安定させられる。あらかじめピローを成形するなど、ピローの素材を活用した使用方法が重要である。

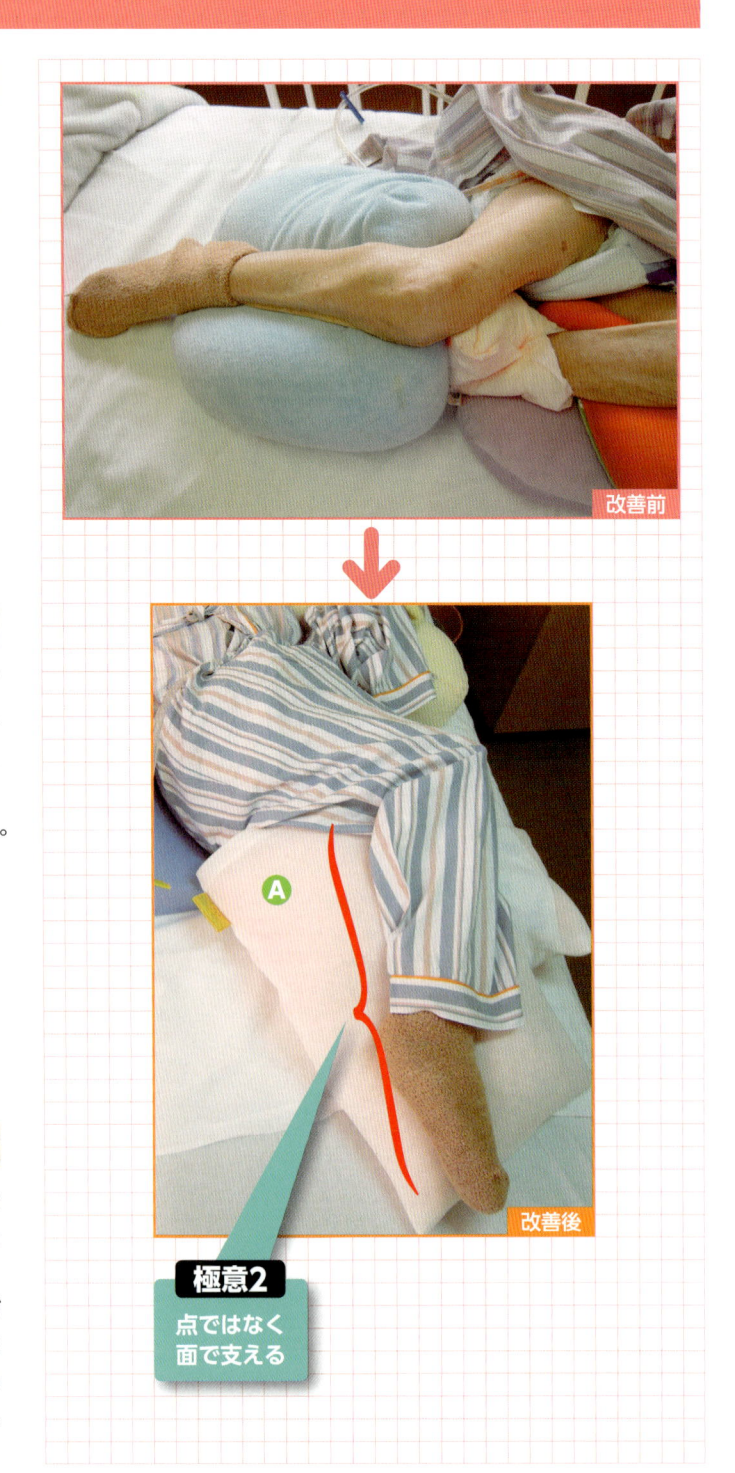

極意2 極意6
腰椎 上肢 下肢
拘縮

Chapter 2
Case 17
四肢拘縮と側彎のあるケース

下肢

▶ これまでのポジショニング

左下肢の屈曲、股関節内転があり、右側臥位時、左下肢に支えがないと重力に伴い内旋方向に下垂してしまうため、体軸がねじれる。そこでポジショニングピローで左下肢を支えているが、小さな枕を重ねているため安定感がない。また、右下肢は股関節の内転により右側臥位でも浮いてしまう状態であるが、下腿から下のみにピローを使用している。

改善前

▶ 改善後のポジショニング

左下肢の下垂予防には、ビーズピロー（Ⓐ）を二つ折りに成形し、厚みをもたせて使用する。左下肢を下垂しないようにすることで、左股関節方向（重力の方向）への引っ張り起こし内転の進行を予防する。また、右側臥位ではビーズピロー（Ⓐ）を長くして使用し、下肢全体を支え、骨盤の傾きを矯正した。

極意6
重力を利用する

▶ まとめ

重力の方向を考えてピローを挿入すると内転の進行を調整できる。
左下肢の下垂予防で使用したピローは、二つ折りにして厚みをつけると安定した。小さなピローをさまざまなところに挿入する場合と比べ、大きなピローを使用することにより、ポジショニングがシンプルとなり、誰が行っても同じポジショニングが行えるようになる。

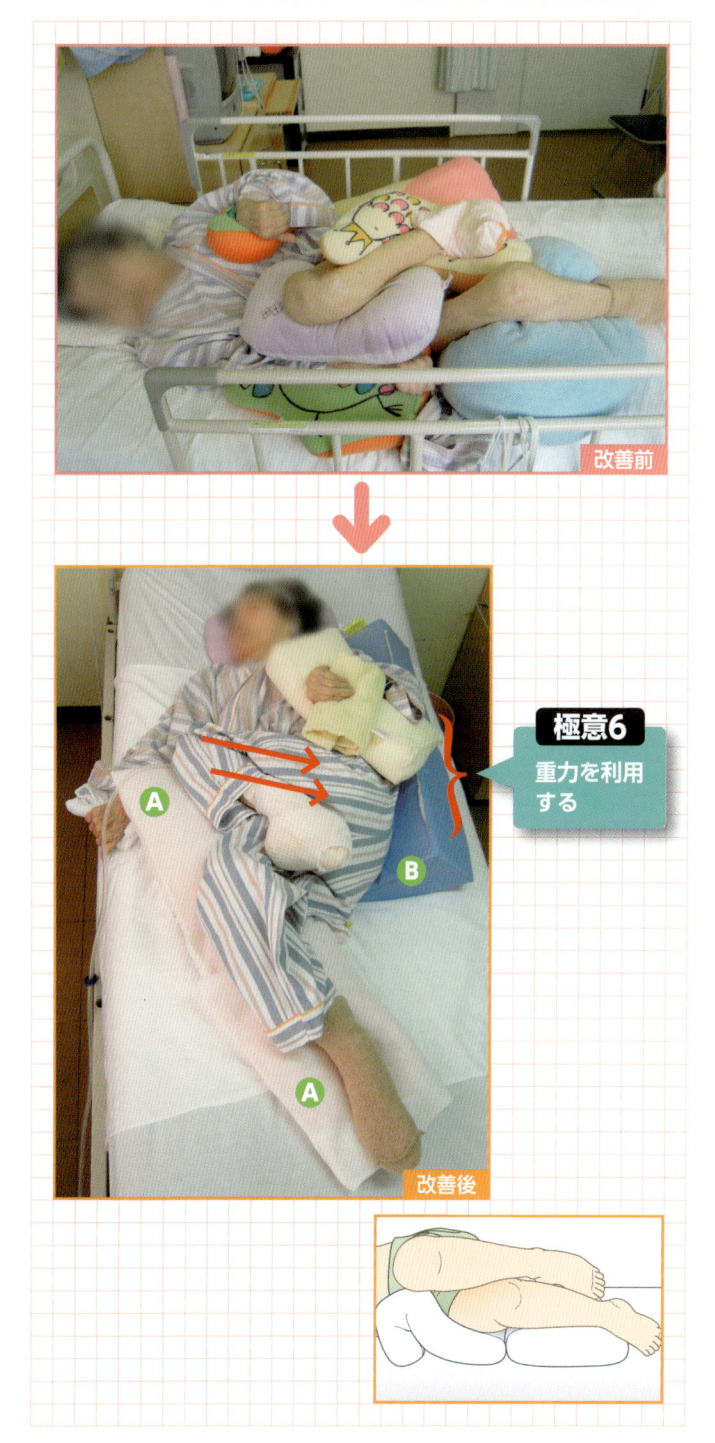

改善後

CASE 17 四肢拘縮と側彎のあるケース

頭側挙上時のポジショニング

ベッドの膝部のリクライニングポイントが合っていない場合、ポジショニングピローを重ねて下肢を挙上するように挿入し、頭側挙上によるずれをなくす。また右側に傾斜付きのピローを挿入することで体軸のねじれを正すようにする。

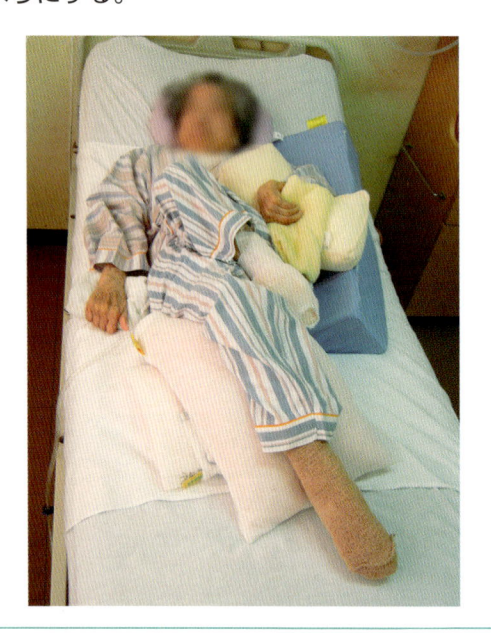

使用物品　Ⓐ P.098（1）　Ⓑ P.099（7）

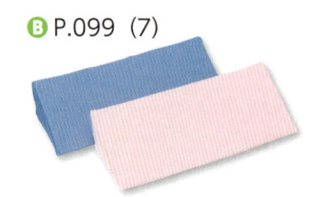

| 極意2 | 極意6 |

| 腰椎 | 上肢 | 下肢 |
| 拘縮 |

Chapter 2
Case 17
四肢拘縮と側彎のあるケース

> **コラム** ポジショニングの順番
>
> ポジショニングを行う際、どの部位から、どの順番に行っているだろうか？　変形や拘縮が強い部分に目がいきやすかったり、体位変換計画に従ってケアをする際には、次に計画されている体位のことが先に考慮され、どこを優先という考えがないままに、機械的あるいは経験的に行っているかもしれない。しかし、患者への負担を考慮する、あるいは体位のくずれを起こさないようにするためには、頭から足に向かって順に行うことがよいと考える。
>
> 体位変換の際、必ず頭の向きを変えてから、上半身から下半身へと行っていると思うが、それと同様である。頭、つまり顔の向きが、姿勢や体位のバランスをつかさどるので、頭ないしは顔の向きをしっかり決めて行う。たとえば、仰臥位から側臥位にする際、顔の向きを中途半端な状態で側臥位をとると、頭が目的の方向へ向いていないので、上体が側臥位方向へ回転しきらず、体位が戻りやすく安定しない。これは、人間の体が分節でつながっていることに関係する。さらに、頭と上半身が互い違いの状態になっているので、患者は首から背部にかけて引っ張られ、筋緊張が生じ安楽を得ることができない。
>
> くずれないポジショニングは、基本に沿うことが重要で、実は「秘訣」というものはないのかもしれない。

CASE 18 四肢麻痺のあるケース

ケース紹介

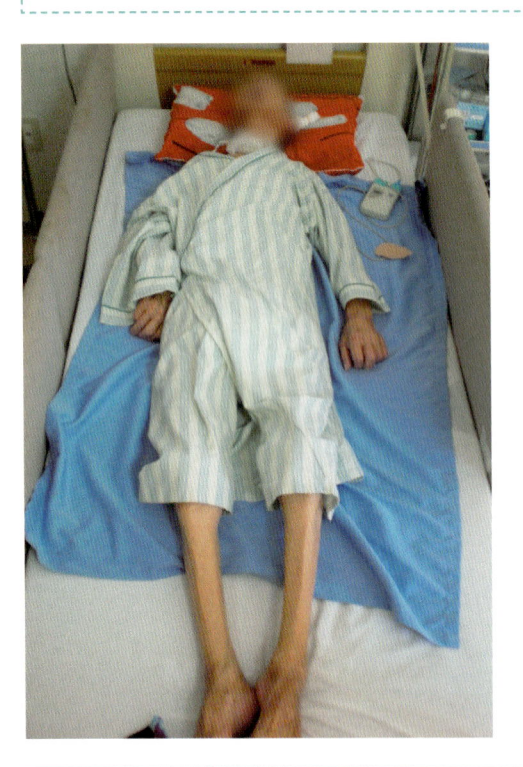

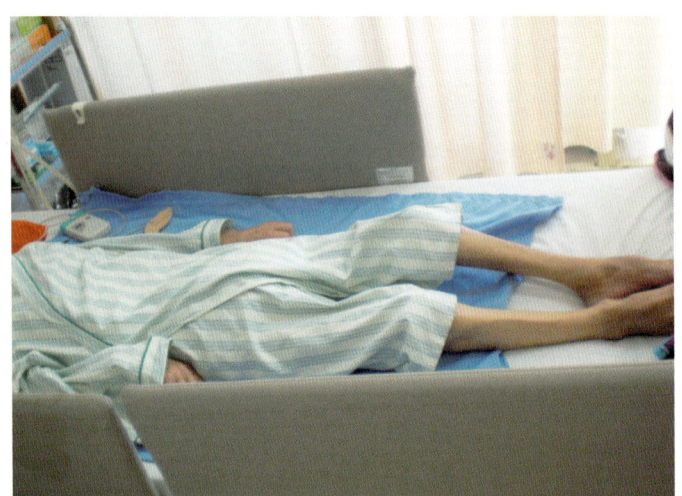

患者情報

85歳、男性。身長153cm、体重43kg。
胃がんのため胃切除術を過去に受けている。蘇生後脳症のため入院中であり、四肢麻痺の状態である。経鼻胃管を挿入しており、濃厚流動食の注入を行っているが、注入後の嘔吐があることから、注入は1日5回に分けて行われている。体圧分散寝具は、良好な体圧分散を目指し、マキシーフロートマットレス®を使用している。

体位・姿勢の特徴

全身のるい痩が強いため、骨突出が顕著である。頸部が後屈位になりやすく、四肢麻痺により両肩関節は沈み込み、両股関節は外転した状態である。仙骨部と尾骨部の骨突出が顕著で、骨盤が後傾している。両膝関節は20～30度程度屈曲拘縮しており、右外踝部と左踵部の部分圧迫がある。

極意2 極意3 極意4
頭頸部 背部 上肢 下肢
拘縮 麻痺

Chapter 2
Case 18
四肢麻痺のあるケース

ポジショニングの検討：頭側挙上

頭頸部・背部

→ これまでのポジショニング

胃がんのため胃切除を行っており、濃厚流動食の胃内での停留時間を長くするため、左30度側臥位で頭側挙上している。患者の身体が小柄で、るい痩が顕著であるため、傾斜付きピローにより左30度側臥位を行っているが、上半身に角度がつきすぎてしまっている。このため、左腸骨・大転子部に部分圧迫がかかっている。

改善前

極意4
ポジショニングピローの挿入の深さを考える

→ 改善後のポジショニング

頸部の後屈位を防ぎ、頭部が中間位からやや前屈位になるように基準枕の下にポジショニングピローを挿入して、枕の高さを調節する。上半身に使用するピローを、傾斜付きピローからビーズピロー（Ⓐ）に変更する。ピロー内のビーズを移動させて厚みをつくり、カバーを折り込んで厚みが保持できるように成形したものを上半身から大腿部に挿入する。これによって、上半身の角度を調整することができ、左肩・腸骨・大転子部の部分圧迫を避け、患者の肩甲骨部や臀部で体重を支えるような体位にできる。

改善後

→ まとめ

頭部が中間位からやや前屈位になるように、枕の高さを調節する必要がある。
骨突出が顕著である患者などで、傾斜付きピローの使用によって肩関節・腸骨・大転子部に部分圧迫がかかる場合には、挿入角度や厚みが調整できる、ビーズピローを使用するとよい。

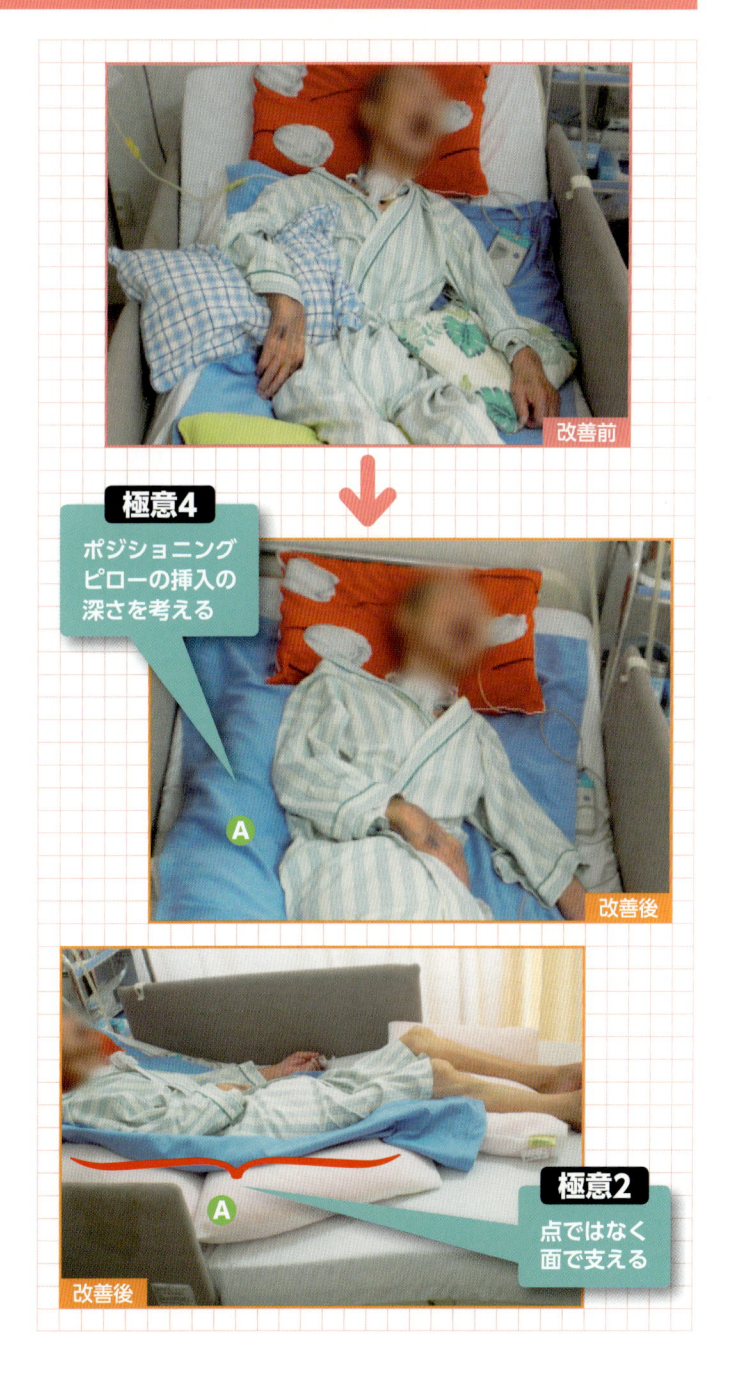

改善後

極意2
点ではなく面で支える

085

CASE 18 四肢麻痺のあるケース

下肢

→ これまでのポジショニング

下肢全体に挿入されているポジショニングピローの厚みが、膝関節の屈曲拘縮によってできた浮き上がりによる隙間の程度と比べ勝っている。このため両膝関節は、自然な伸展位よりも屈曲して固定した状態で、下肢全体が持ち上げられてしまっている。結果、背部・仙骨部の沈み込みを招き、部分圧迫が懸念される。
傾斜付きピローは上半身を左側に、別のピローは下半身を上方向に持ち上げており、体軸にねじれが起きている。

→ 改善後のポジショニング

下肢の自然な流れに沿ってピロー（A）を挿入し、体軸のねじれを防ぐ。膝の浮き上がりの隙間に合わせるため、厚すぎず、かつ下肢の体重によって適度に沈み込み、安定が図れるピロー（A）を使用する。これにより自然な伸展位で下肢を安定して支え、不要な仙骨部・尾骨部の部分圧迫を防ぐ。

極意4 ポジショニングピローの挿入の深さを考える

極意3 体軸を自然な流れにする

→ 残された課題とコメント

ピローの使い方の工夫によって仙骨部・尾骨部圧は軽減したが、依然として高値を示した（仙骨部圧：39.9mmHg、尾骨部圧 52.9mmHg）。これはるい痩により骨突出が顕著であるため、現在使用している体圧分散寝具では限界があるからと考えられる。体圧分散寝具にエアマットレスなどの使用を検討する必要がある。また、現状としてはピローの端を尾骨部から仙骨部にかけて敷き込むように挿入するなど、検討の余地がある。

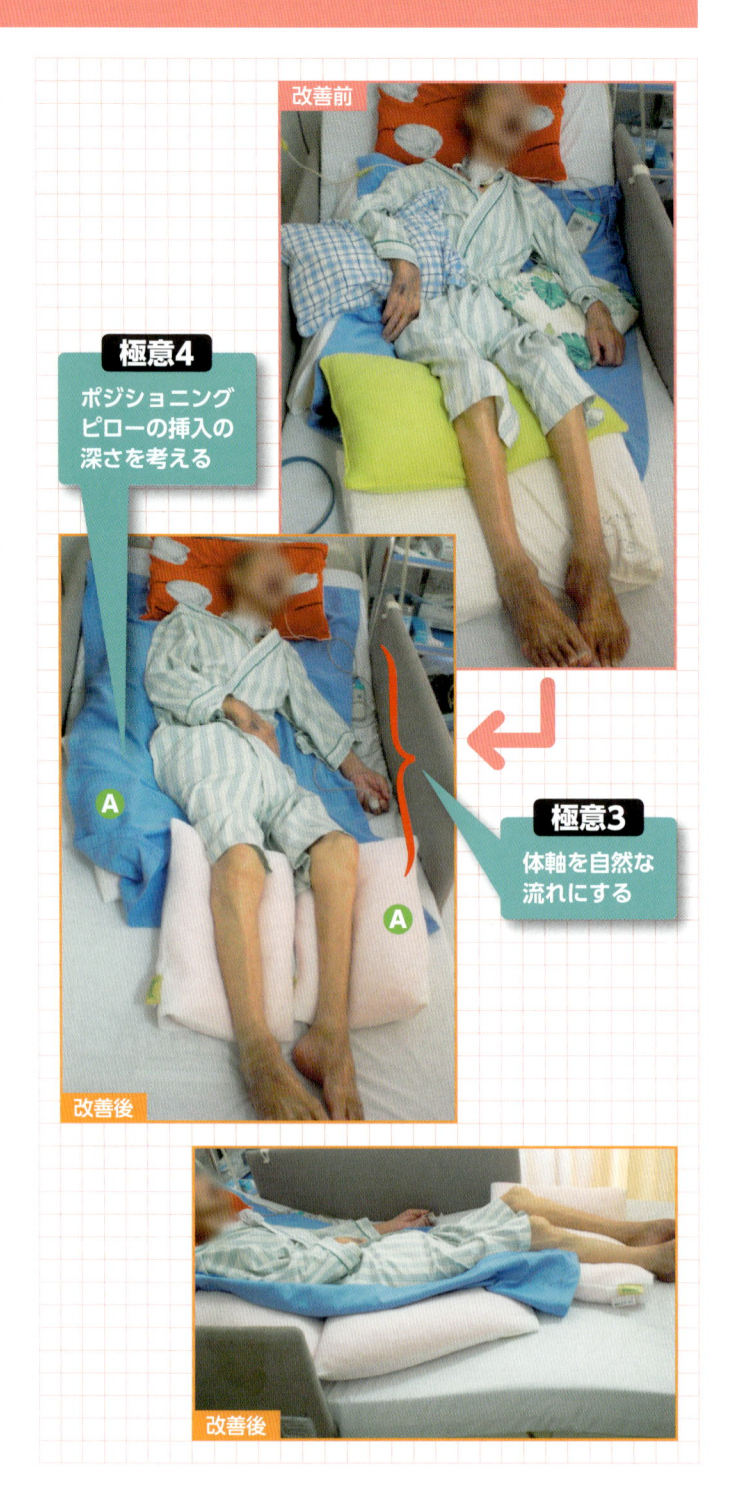

極意2　極意3　極意4
頭頸部　背部　上肢　下肢
　　　　　　拘縮　麻痺

Chapter 2
Case 18
四肢麻痺のあるケース

→ まとめ

下肢への介入（隙間を埋め、かつ厚すぎないピローの使用）によって、仙骨部・尾骨部の部分圧迫軽減を検討する。患者の状態に応じて、ピローだけでなく体圧分散寝具と組み合わせての使用を考慮しなくてはならない。

使用物品　Ⓐ P.098（1）

CASE 19 頭頸部・四肢に変形・拘縮のあるケース

ケース紹介

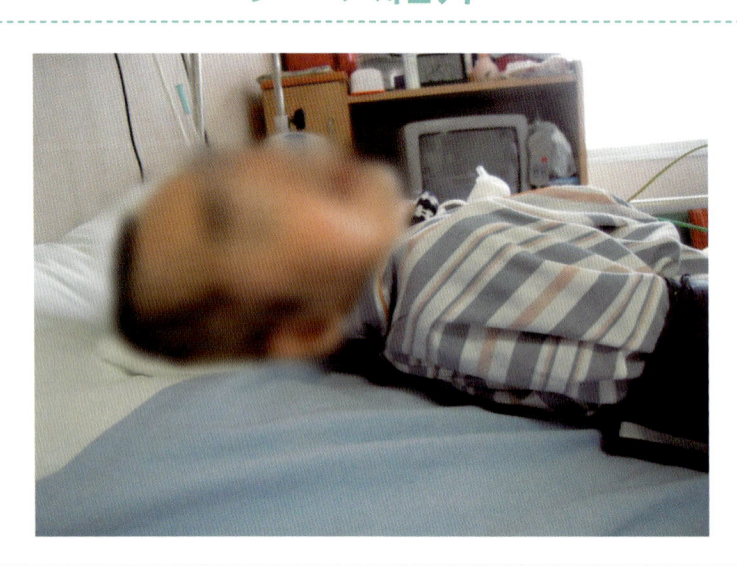

患者情報

30歳代、男性。身長164cm、体重46kg。
脳腫瘍、肺炎、日常生活自立度C2、自力体位変換ができない。
脳腫瘍による意識レベルの低下で入院した。Spo_2低下予防のため、長時間の右側臥位と継続的な頭側挙上を行っていた。そのため全体に右に傾いた体勢で拘縮しており、特に頭部が後屈した状態で、右頭頂部に圧迫がかかっており、褥瘡が発生している。また、両股関節・膝関節・肘関節に関節拘縮があり、仙骨部の骨突出も強い。

体位・姿勢の特徴
頭頸部が右へ傾き、かつ後屈しており、頭部の重みを右の頭頂部で支えている状態。肩関節が両側ともに内転しているため、胸郭を狭めている。両下肢の膝関節・股関節に拘縮がみられる。下肢の重みが強度の骨突出を認める仙骨部に集中している。

極意2	極意6

頭頸部	胸椎	上肢	下肢
拘縮	褥瘡		

Chapter 2
Case 19
頭頸部・四肢に変形・拘縮のあるケース

ポジショニングの検討

頭頸部

➡ ポジショニング前

頭頸部の後屈でできる後頸部の隙間を埋めるために小さめの枕を入れ、その上に羽毛枕を重ねて使用している。しかし、頸部に枕を入れたことで、後屈を増強させている。

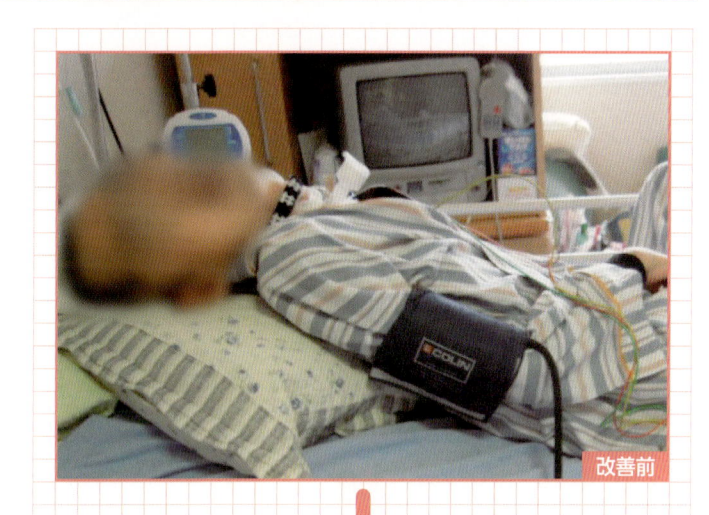

改善前

➡ ポジショニング後

頭部から背部を支持できる大きさと厚みのあるポジショニングピロー（Ⓐ）を用いて、頭頂部の除圧を図った。ただし、そのままでは頸部の後屈は改善されないため、大きなピローの下に、別の小さなピロー（Ⓑ）を重ねて頭部の高さを保ち、後屈に対処した。

改善後

極意2
点ではなく面で支える

➡ まとめ

拘縮などにより、部分に体圧が集中する場合では、体圧が分散されるよう大きなピローを使用するとよい。
枕の高さの調整などで枕を重ねる場合、患者に接する枕の面積を広くするためにも大きなピローが患者側に接するようにする。

CASE 19 頭頸部・四肢に変形・拘縮のあるケース

上半身

これまでのポジショニング

両側上肢の下にポジショニングピローを挿入することで肩関節が内転してきており、拘縮が進行するリスクがある。

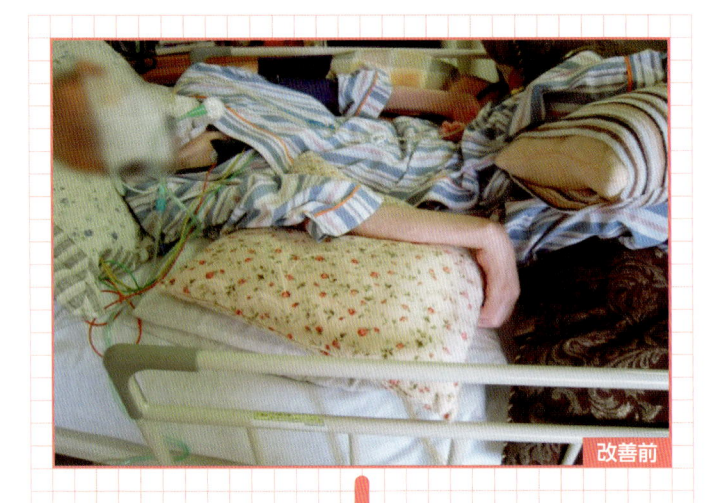

改善前

改善後のポジショニング

大きなピロー（Ⓐ）を用いて、頭部から臀部まで（上半身）すべてを支えるようにする。これにより、上半身の筋緊張が和らいだ。上肢の拘縮に対しては、基本的には大きなピロー（Ⓒ）で支え、一部、皮膚同士が接触する前腕部分のみ市販の小さなクッションを使用した。ただし、重力により拘縮をゆるめるときに関節の可動域を阻害しないように挿入した。

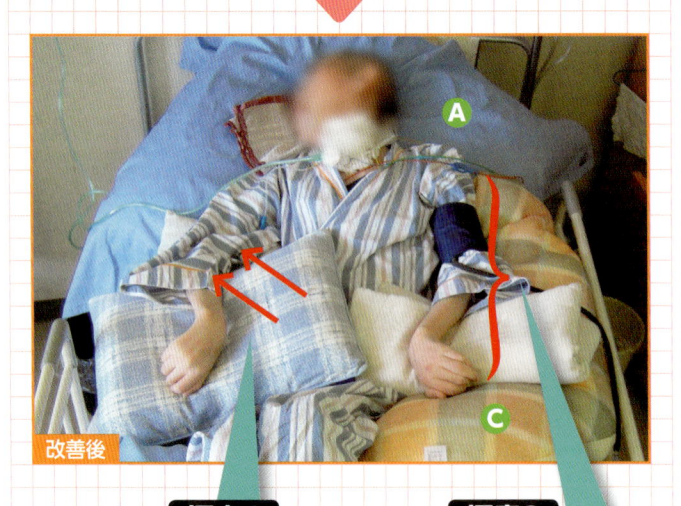

改善後

極意6 重力を利用する

極意2 点ではなく面で支える

まとめ

上半身全体を支えるやわらかいピローは上半身の筋緊張を和らげ、胸郭を広げ呼吸を助けるようなポジションが可能となる。
上肢の支えは、重力で関節が動く範囲（面積）をつくるようにピローを挿入する。

極意2 極意6
頭頸部 胸椎 上肢 下肢
拘縮 褥瘡

Chapter 2
Case 19
頭頸部・四肢に変形・拘縮のあるケース

下肢

→ これまでのポジショニング

股関節・膝関節の拘縮があり、膝関節の下から下腿にかけてポジショニングピローを重ねて挿入し、下肢挙上している。このことで仙骨部がせり出し、より体圧がかかってしまっている。また、股関節が内側に拘縮し始めているため、膝関節の圧迫予防の目的でピローを挟んでいるが、かえって拘縮を進めている。

→ 改善後のポジショニング

体幹を支えるピロー（C）をブーメラン型とし、大腿部まで支えるようにした。下肢は、大きな厚みのあるピロー（D）一つを用い、体幹を支えるピローと一部重ねるようにして、身体の屈曲に沿うように挿入した。ただし、体位変換後には必ずピローの下に手を入れ、仙骨部が底付きをしていないか確認することを徹底した。下肢を前後にずらすようにポジショニングし、膝関節の圧迫を避けた。

→ まとめ

股関節・膝関節の拘縮による下肢の屈曲に対し下肢を挙上すると、勾配がついてしまい、仙骨部に体圧が集中してしまう。
身体の屈曲に沿うようなピローを選択し、深く挿入する。
股関節の内転にはピローを挟むのではなく、下肢を前後にずらすポジションをとることで皮膚の接触・圧迫の予防ができる。

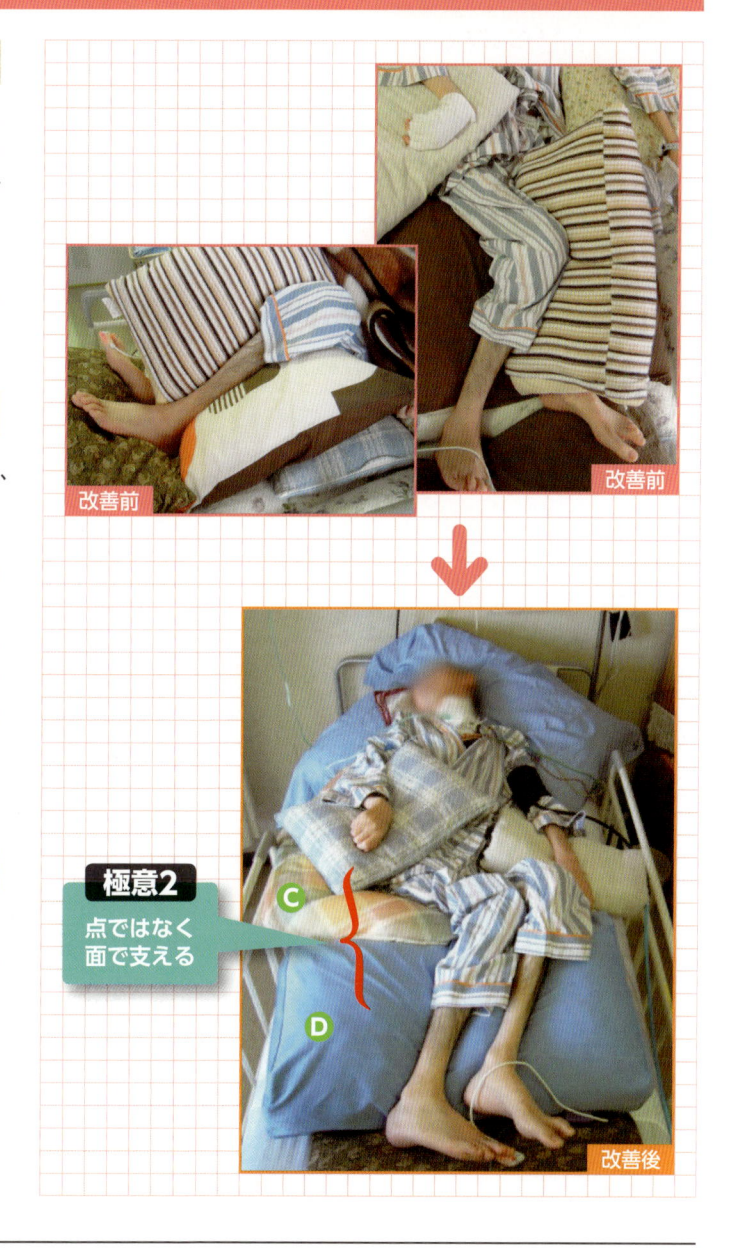

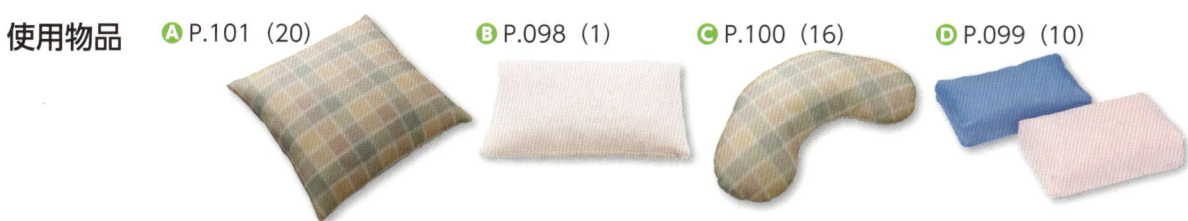

改善前

極意2
点ではなく面で支える

改善後

使用物品 A P.101（20） B P.098（1） C P.100（16） D P.099（10）

091

CASE 20 四肢拘縮のあるケース

ケース紹介

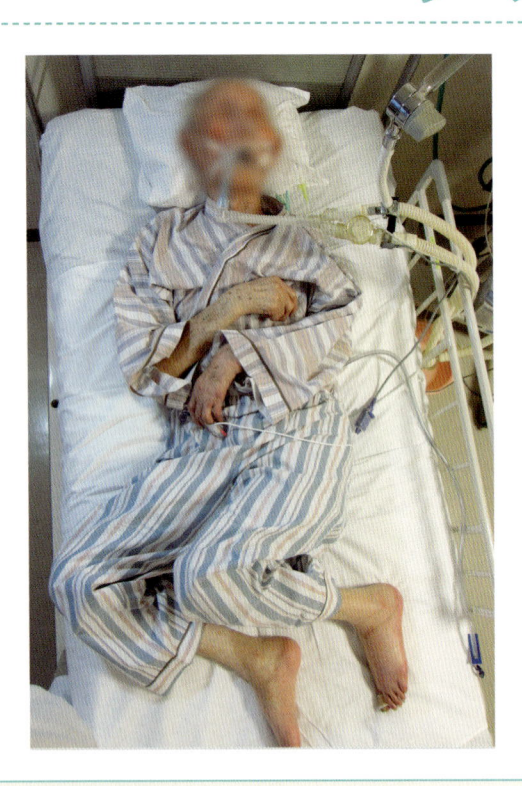

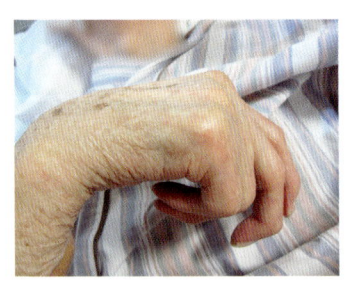

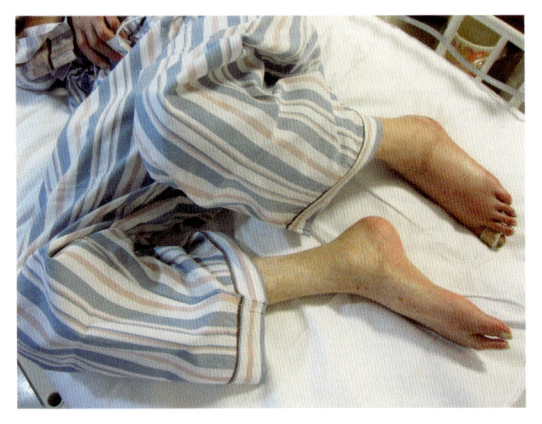

患者情報

97歳、男性。身長167cm、体重42.7kg。TP 5.8g/dL、ALB 2.6g/dL、HB12.2g/dL。急性呼吸不全のため、人工呼吸器を装着し、呼吸管理を行っている。栄養状態は不良で、経鼻経管栄養が1日3回、頭側挙上30度で施行されている。体圧分散寝具は良好な体圧分散を目指して厚型のアドバン®を使用し、2時間ごとの体位変換を行っている。

体位・姿勢の特徴

肘関節、手関節、手指は屈曲拘縮しており、伸展できない。股関節、膝関節は屈曲拘縮しており、下肢が右側に倒れる。

極意4　極意6
上肢　下肢
拘縮

Chapter 2
Case 20
四肢拘縮のあるケース

ポジショニングの検討

上肢

これまでのポジショニング

市販のクッションを使用し、拘縮に対応している。このように抱きかかえるように挿入すると抱えこもうとする反射を刺激し、拘縮がより進行するリスクがある。

また、手指拘縮予防のタオルを丸めて手に持たせることで把持反射が刺激され、手指の拘縮がより進行するリスクがある。

改善前

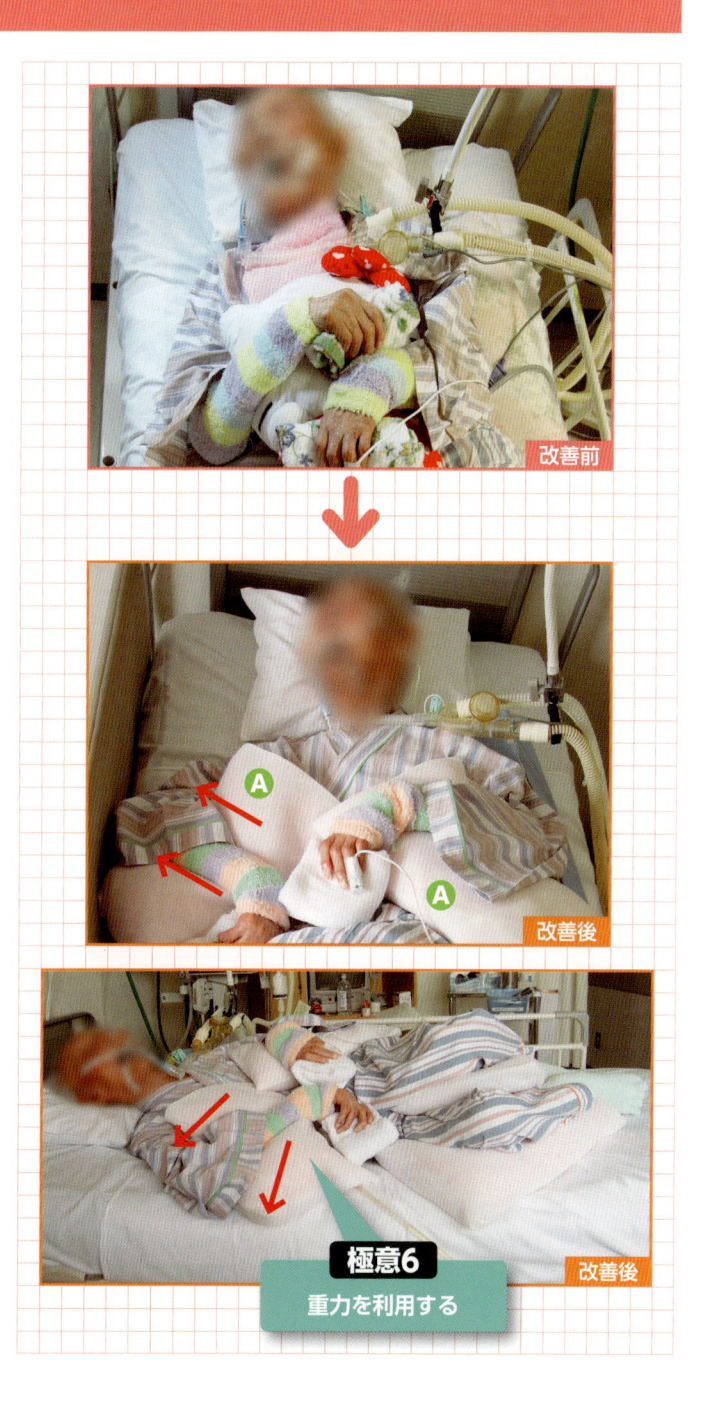

改善後のポジショニング

使用するポジショニングピローをビーズ製のものに変更する。ピローを抱きかかえづらくするとともに重力を利用して脇が開く方向へ、左右別々にピロー（Ⓐ）を挿入する。

手指の拘縮の進行を防ぐために、丸めたタオルではなく、畳んだタオルを使用し、タオルの端に手指がかからないようにした。

改善後

極意6
重力を利用する

改善後

まとめ

上肢に挿入するピローは抱きかかえづらいように挿入する。

手指の拘縮予防には、つかみやすい物ではなく、挟むような物を使用する。

093

CASE 20 四肢拘縮のあるケース

下肢

→ これまでのポジショニング

市販のクッションを使用し、拘縮に対応している。右下肢下に挿入したクッションが厚すぎるため大転子部の体圧が上昇している。また、滑る素材のため下肢がクッションよりずり落ちている。

→ 改善後のポジショニング

使用するポジショニングピローの素材を厚みの変えられるビーズ製のものに変更した。右下肢下にピロー（B）を大転子部下まで挿入し、骨突出部の体圧を分散させる。左下肢が右下肢と接触・交差しないようにピロー（B）で支持する。

→ まとめ

下肢下に挿入するピローの影響がほかの部位に生じないか考える。
下肢が滑り落ちない素材のピローを使用する。

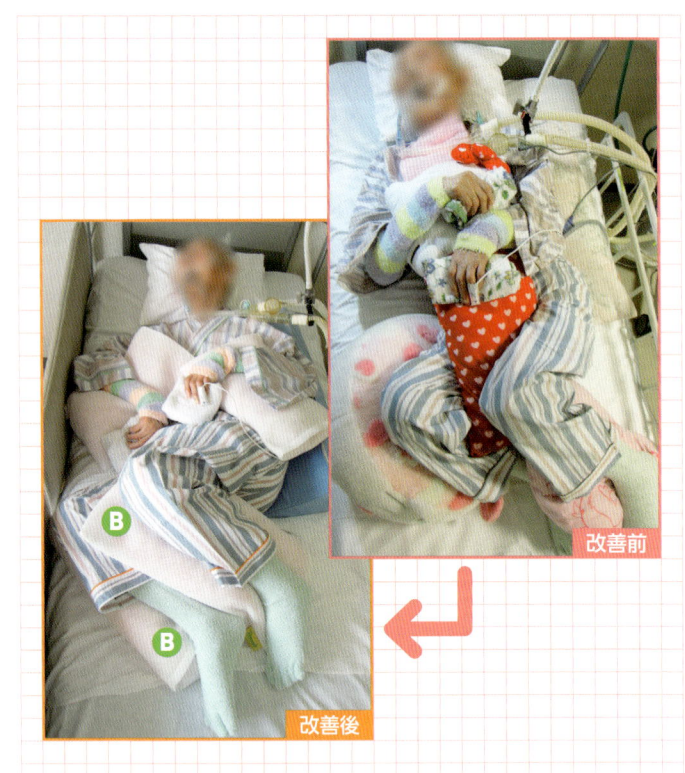

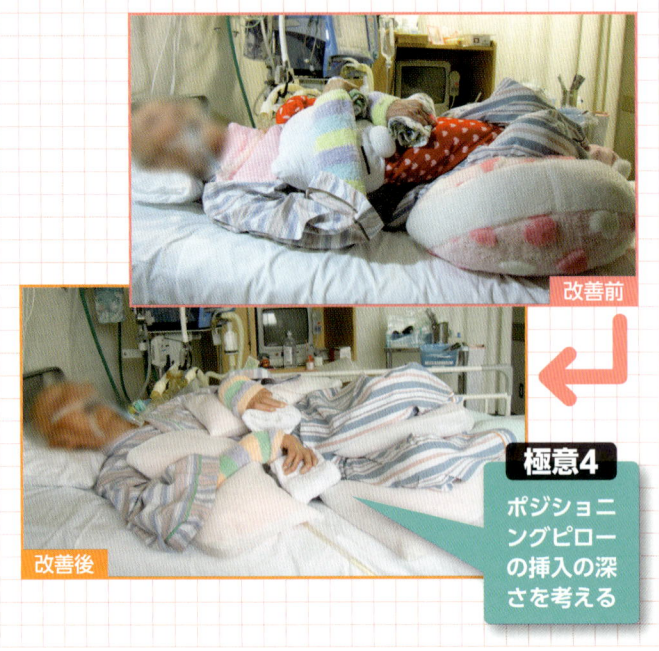

極意4 ポジショニングピローの挿入の深さを考える

| 極意4 | 極意6 |
| 上肢 | 下肢 |
| 拘縮 |

Chapter 2
Case 20
四肢拘縮のあるケース

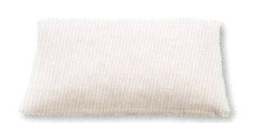

使用物品　Ⓐ P.098（1）　　　Ⓑ P.098（1）

このケースの頭側挙上のポジショニング

臀筋の代わりになる厚みのあるポジショニングピローを臀部に敷き込むように挿入する（❶）ことで、仙骨部にかかる体圧の分散を図る。

本ケースでは膝屈曲があるため、頭側挙上30度の際、臀部と踵部で体重を支えるようになる。そこでピローを重ねて使用することで、膝屈曲のための膝下部の隙間が埋められ、大腿から下腿部をしっかり支えることができ、外踝部の除圧もできる。

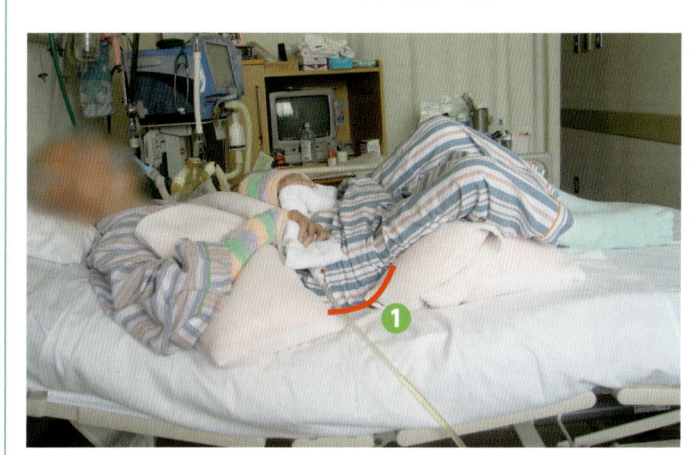

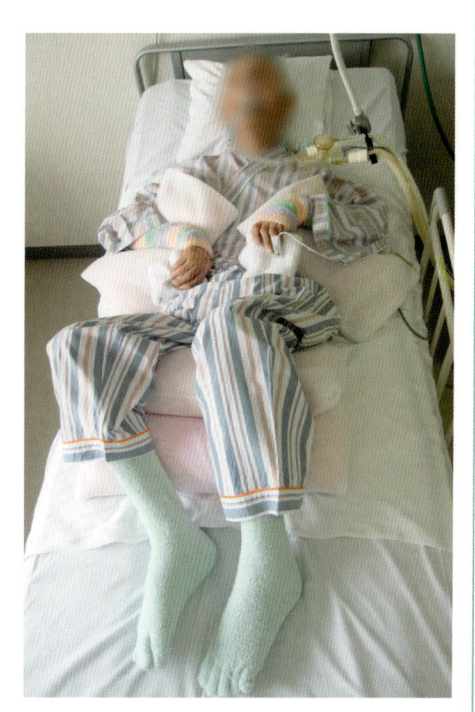

095

Chapter 3

付録

ポジショニングピロー
動きの介助時に使用する物品
体圧分散寝具

ポジショニングピロー

(商品情報などは初版第1刷発行時のものです)

	商品名	サイズ・材質・特徴・用途	問い合わせ先
ピーチ	(1) Aタイプ （カバー着脱仕様） [ラージサイズ] [ノーマルサイズ]	**サイズ：**[ラージサイズ] 長さ53cm×幅33cm×高さ10cm、[ノーマルサイズ] 長さ43cm×幅28cm×高さ8cm **材質：**アウターカバー；ポリエステル、インナーカバー；ポリエステル、クッションビーズ；オレフィン系エラストマー **特徴：**適度な体圧分散性と高さ保持力があるので、枕や体位変換・体位保持クッションとして使用可能。耐久性に優れ、長期間使用や繰り返し洗濯・乾燥しても形がくずれず長持ち。洗濯、水切り、乾燥が早く、ムレにくい超通気性。 **用途：**枕や体位変換・体位保持クッションなど、さまざまな用途に対応	**開発・製造元** 株式会社モルテン健康用品事業本部 〒739-1794 広島市安佐北区口田南2-18-12 **問い合わせ先** 株式会社モルテン健康用品事業本部 営業本部 〒130-0003 東京都墨田区横川5-5-7 TEL：03-3625-8510 FAX：03-3625-8538 URL：http://www.molten.co.jp/health 他のタイプの製品については問い合わせのこと
ミント	(2) Angleタイプ （30度形状）	**サイズ：**長さ70cm×幅23cm×高さ11cm **材質：**アウターカバー；綿＋ポリエステル、インナーカバー；ポリエステル、クッションビーズ；特殊ポリエチレン樹脂 **特徴：**適度な体圧分散性と高さ保持力があり、安楽な姿勢保持に最適。長時間体重がかかった使用によるへたりや、洗浄・乾燥による中身の変形がないので、長期間の使用が可能。身体に優しく、ムレにくい、新形状・新素材のクッションビーズ素材を使用 **用途：**30度側臥位での上体保持	
	(3) Blockタイプ （厚手形状）	**サイズ：**長さ58cm×幅34cm×高さ16cm **材質：**アウターカバー；綿＋ポリエステル、インナーカバー；ポリエステル、クッションビーズ；特殊ポリエチレン樹脂 **特徴：**同上 **用途：**90度側臥位での下肢保持。下肢拘縮の人の仰臥位での下肢保持	
	(4) Universalタイプ （座布団形状）	**サイズ：**長さ68cm×幅68cm×高さ8cm **材質：**アウターカバー；綿＋ポリエステル、インナーカバー；ポリエステル、クッションビーズ；特殊ポリエチレン樹脂 **特徴：**同上 **用途：**仰臥位での下肢と背部の保持。円背の人の仰臥位での背部保持	
セロリ	(5) Aタイプ （まくら型）	**サイズ：**長さ68cm×幅32cm×高さ10cm **材質：**アウターカバー；綿＋ポリエステル、インナーカバー；ポリエステル、クッションビーズ；オレフィン系エラストマー **特徴：**持ち手を引っ張るだけの動作で、力を必要とせず簡単に体位変換が可能。体位変換した姿勢をそのまま保持することもでき、特に30度側臥位に適した形状で、安楽な姿勢での保持が可能。身体に優しく、ムレにくい、特殊なクッションビーズ素材を使用。耐久性に優れ、家庭用洗濯機での丸洗いも可能 **用途：**上半身を主とした体位変換。体位変換後の安楽な姿勢の確保（30度側臥位）	

商品名	サイズ・材質・特徴・用途	問い合わせ先
(6) Bタイプ （スネーク型）	**サイズ：**長さ141cm×幅23cm×高さ8cm **材質：**アウターカバー；綿＋ポリエステル、インナーカバー；ポリエステル、クッションビーズ；オレフィン系エラストマー **特徴：**同上 **用途：**下半身を主とした体位変換。体位変換後の安楽な姿勢の確保（30度側臥位）	
ポスフィット (7) Aタイプ ［ノーマルタイプ］	**サイズ：**長さ70cm×幅25cm×高さ15cm **材質：**カバー；ポリエステル、中身；ウレタン **特徴：**クッション自体の型くずれや底付きがないため、はずれにくく身体を柔らかく保持できる。カバーは肌触りがよく、通気性・速乾性に優れ、洗濯が可能 **用途：**上半身を確実に30度に保持できる	本欄では紹介しているが、現在、ポスフィットは販売終了している。 代替品として、耐久性に優れ快適で衛生的なクッション「ピーチ」および「ミント」を発売。
(8) ASタイプ ［ノーマルタイプ］	**サイズ：**長さ35cm×幅25cm×高さ15cm **材質：**同上 **特徴：**同上 **用途：**同上	
(9) Bタイプ ［ノーマルタイプ］	**サイズ：**長さ45cm×幅30cm×厚さ16cm **材質：**同上 **特徴：**同上 **用途：**柔らかめの上層で体圧を分散し、安定感のある下層で確実に体位を保持	
(10) Cタイプ ［ノーマルタイプ］	**サイズ：**長さ70cm×幅40cm×厚さ24cm **材質：**同上 **特徴：**同上 **用途：**同上	
(11) Dタイプ ［ノーマルタイプ］	**サイズ：**長さ40cm×幅24cm×厚さ12cm **材質：**同上 **特徴：**同上 **用途：**尖足（せんそく）予防やベッド背上げ時の身体移動解消に最適	
(12) Eタイプ ［ノーマルタイプ］	**サイズ：**長さ40cm×幅26cm×厚さ10cm **材質：**同上 **特徴：**同上 **用途：**用途に応じた使い方ができる、マルチタイプの小さなクッション	

Chapter 3

ポジショニングピロー

商品名	サイズ・材質・特徴・用途	問い合わせ先
(13) Fタイプ [ノーマルタイプ]	**サイズ**：長さ 55cm ×幅 35cm ×厚さ 17cm **材質**：同上 **特徴**：同上 **用途**：用途に応じた使い方ができる、マルチタイプの大きなクッション	
(14) Gタイプ [ノーマルタイプ]	**サイズ**：長さ 193cm ×幅 18cm ×厚さ 14cm **材質**：同上 **特徴**：同上 **用途**：用途に応じた使い方ができる、スネーク状の大きなクッション	
アルファプラ・ウェルピー［メッシュ］ (15) スティックタイプ [大] [小]	**サイズ**：[大] 長さ 60cm ×幅 20cm、[小] 長さ 40cm ×幅 20cm **材質**：カバー；[表地] ポリエステル 76％＋ナイロン 24％（旭化成フュージョン®）[裏地] ポリエステル 100％、中材；極小ビーズ、わた **特徴**：中材は極小ビーズとわたが独自の配合で充填されており、極小ビーズが身体にフィットし、わたが形を保つ。中材が端によって底付きするようなことがなく、適度に動くので身体のラインにぴったりフィットする。カバーは表側が３Ｄ構造により通気性に優れている。裏側は柔らかさと滑り止め効果をもつ生地を使用 **用途**：萎縮した臀筋部分に使用することで仙骨部の骨突出を保護することができる。形状がくさび形のため側臥位時の体位保持、車椅子使用時の座位保持にも向いている	株式会社タイカ　ウエルネス用品部 〒 125-0054 東京都葛飾区高砂 5-39-4 TEL：03-5648-6630 FAX：03-5648-6640 URL：http://www.taica.co.jp/pla ほかにアルファプラ・ウェルピー［レギュラー］もある。［レギュラー］はカバーにフュージョン®を使用していないところが［メッシュ］と異なる 他のタイプの製品については問い合わせのこと
(16) ブーメランタイプ [大] [小]	**サイズ**：[大] 長さ 90cm ×幅 50cm、[小] 長さ 74cm ×幅 44cm **材質**：同上 **特徴**：同上 **用途**：仰臥位時に頭と首、肩まで敷き込むことにより体重をしっかり支え、筋緊張を和らげる。また、腕に拘縮がある方の腕の保持や車椅子使用時の座位保持などに向いている	
(17) ピロータイプ	**サイズ**：長さ 90cm ×幅 40cm **材質**：同上 **特徴**：同上 **用途**：30 度側臥位時に背中側に敷き込むことにより体重をしっかり支え、筋緊張を和らげる。また、腹臥位時に抱えるように肩から下腹部にかけて敷き込むことにより、背中や腰の筋緊張を和らげる	

商品名	サイズ・材質・特徴・用途	問い合わせ先
(18) ミニタイプ	**サイズ**：長さ 50cm ×幅 30cm、2 個セット **材質**：表地；ポリエステル 76% ＋ナイロン 24%（旭化成フュージョン®）、裏地；ポリエステル 100%、中材；わた **特徴**：カバーは表側が 3 D 構造により通気性に優れている。裏側は柔らかさと滑り止め効果をもつ生地を使用 **用途**：足底に敷き込むことにより、筋緊張を和らげ尖足の予防になる。また、他のウェルピーの高さやフィット感の調整に用いられる	
(19) ウェーブタイプ	**サイズ**：長さ 65cm ×幅 75cm **材質**：同上 **特徴**：同上 **用途**：下肢に拘縮がある場合に、下肢にステッチを合わせて敷き込むことにより、ステッチが広い面積で下肢を包み込み、筋緊張を和らげる	
(20) ジャンボタイプ	**サイズ**：長さ 83cm ×幅 83cm **材質**：同上 **特徴**：同上 **用途**：肩甲帯から頭部にかけて敷き込み、大きく包み込むことにより上体の拘縮や円背の方の仰臥位をサポートする	
ビーズパッド (21) C タイプ	**サイズ**：長さ 44cm ×幅 60cm **材質**：カバー；[表面] ポリウレタン、[裏面] ポリウレタンフィルムラミ加工、中身；発泡ポリスチレン（マイクロビーズ） **特徴**：通気性に優れ、汗を吸収しても動きが滑らか。カバーは伸縮素材で、骨突出部位を柔らかく包み込む。洗濯が可能 **用途**：円背のある場合や座位姿勢の保持など、身体の中心をサポートするときに使用	株式会社ケープ 〒 238-0013 神奈川県横須賀市平成町 2-7 TEL：046-821-5511（代） FAX：046-821-5522 URL：http://www.cape.co.jp/ 他のタイプの製品については問い合わせのこと
フィットサポート (22) 800 タイプ	**サイズ**：長さ 80cm ×幅 24cm ×厚さ 24 c m **材質**：カバー；ドライメッシュ（吸湿・速乾）ポリエステル、中身；超通気無膜ウレタンフォーム **特徴**：側臥位時に腸骨・大転子部への圧迫を避け、骨突出のない部分で臀部の支持が可能。ムレの心配がなく、丸洗いできる **用途**：30 度側臥位の保持	
ナーセントパット (23) L50	**サイズ**：長さ 50cm ×幅 20cm ×厚さ 10cm **材質**：カバー；ポリエステル（超通気繊維）、中身；低反発高密度特殊ウレタン **特徴**：理想的な 30 度の体位変換が可能。型くずれしにくい三角形の高密度特殊ウレタン。ずれにくく通気性抜群のカバー **用途**：30 度体位変換の保持	アイ・ソネックス株式会社 〒 702-8004　岡山県岡山市中区江並 100-7 TEL：086-200-1550 FAX：086-200-1553 URL：http://www.nasent.net/ その他、ナーセントパット（大ピース、小ピース）、ナーセントミニなどがある。その他のタイプの製品については問い合わせのこと

商品名	サイズ・材質・特徴・用途	問い合わせ先
ファインビーズ・そらまめクッション (24) ファインビーズ・そらまめクッション	**サイズ:** 長さ43cm×幅27cm×厚さ12cm **材質:** カバー；ポリエステル、中身；ポリスチレンファインビーズ **特徴:** そらまめ型のかわいらしく身体になじむ曲線でできたクッション。直径0.5mm以下の非常に細かく流動性の高いビーズを使用した、身体によくなじむクッション。カバー生地は、伸び過ぎない、適度な伸縮性の生地を使用。中仕切りを追加し上下2層に分けることで、ビーズクッションにありがちな、「ビーズが逃げていつの間にかなくなって、底付きしている」ということを起きにくくしている **用途:** かかとの挙上や側臥位の補助、関節などの当たる部分の保護など	株式会社イノアック・リビング 東京営業所 〒141-0032 東京都品川区大崎2-9-3（大崎ウエストシティビル1F） TEL：03-3492-9214 FAX：03-3492-9215 URL：http://www.inoac.co.jp/living/welfare/welfare.html その他、ファインビーズ・そらまめPROクッション、ファインビーズ・こまめクッションなどがある。その他のタイプの製品については問い合わせのこと

動きの介助時に使用する物品

（商品情報などは初版第1刷発行時のものです）

商品名	サイズ・材質・特徴・用途	問い合わせ先
ポジショニンググローブ (25) ポジショニンググローブ	**サイズ:** 長さ55cm×幅22cm **材質:** ナイロン **特徴:** 腕につけて身体の下へ差し込むだけで、簡単に身体にかかる苦しい圧を取り除くことができる。内側はグローブが外れないように滑りにくく、外側は差し込みやすいように滑りやすい素材を使用 **用途:** ベッドでの背上げ時、クッションを使用したポジショニング時、身体の移動や体位変換時に使用し、圧迫力やずれ力、衣服のしわを取り除く	**開発・製造元** 株式会社モルテン健康用品事業本部 〒739-1794 広島市安佐北区口田南2-18-12 **問い合わせ先** 株式会社モルテン健康用品事業本部 営業本部 〒130-0003 東京都墨田区横川5-5-7 TEL：03-3625-8510 FAX：03-3625-8538 URL：http://www.molten.co.jp/health
マルチグローブ (26) マルチグローブ	**特徴:** 返り介助などの体位変換をおこなうときに、皮膚のずれや摩擦を軽減。外側は身体の下に差し込みやすい低摩擦素材、内側は作業しやすいように滑りにくい素材を使用	パラマウントベッド株式会社 お客様相談室 フリーダイヤル 0120-03-3648

体圧分散寝具

（商品情報などは初版第1刷発行時のものです）

商品名	特徴	問い合わせ先
(27) ピュアレックス 10	汎用タイプ・厚型静止型 ゲル素材＋ウレタンフォームで体圧を効果的に分散する。また、ローテーションや部分交換をすることで、へたりの発生を低減できる 3 分割構造で、性能が長く続く	**開発・製造元** 株式会社モルテン健康用品事業本部 〒 739-1794 広島市安佐北区口田南 2-18-12 **問い合わせ先** 株式会社モルテン健康用品事業本部 営業本部 〒 130-0003 東京都墨田区横川 5-5-7 TEL：03-3625-8510 FAX：03-3625-8538 URL：http://www.molten.co.jp/health 他のタイプの製品については問い合わせのこと
(28) プライムレボ	高性能タイプ・厚型圧切替型 縦と横方向の圧切り替えを同時に行うツイストライン形状の独立した 2 層構造により、体圧を効果的に分散する。ワンタッチで静止型と圧切替型を切り替えることができる。また、ムレ防止に空気循環式の除湿機能がある	
(29) アドバン	高機能タイプ・厚型圧切替型 身体との接触面積が広いバンプ（球面）形状の独立した 3 層構造により、体圧を効果的に分散する。ワンタッチで静止型と圧切替型を切り替えることができる。また、ムレ防止に空気循環式の除湿機能がある	
(30) グランデ	高性能タイプ・圧切替型 患者の身体状況の判定結果をポンプ操作パネルに入力することで、マットレスの「かたさ」「動作」「厚さ」「除湿レベル」が最適な条件で自動的に設定される。身体状況や転落対策の必要性に応じて、マットレスの厚さが自動的に切り替わる	
(31) トライセル	汎用タイプ・厚型圧切替型 2 層式の縦長のエアセルを用い、広い面で安定して支えることができる。24 本のエアセルが 3 本一組で膨張収縮を繰り返し、常に全体の 2/3 の面積のエアセルが膨らんだ状態で圧力を管理する。ボタンひとつで背上げに対応可能	株式会社ケープ 〒 238-0013 神奈川県横須賀市平成町 2-7 TEL：046-821-5511（代） FAX：046-821-5522 URL：http://www.cape.co.jp/ 他のタイプの製品については問い合わせのこと
(32) ディンプルマットレス	汎用タイプ・厚型静止型 マット内部にディンプル形状の空間を持たせ、ウレタンフォーム特有の反力を軽減。体重バランスに合わせ圧再分配を行い、踵や骨突出部位をピンポイントで沈み込ませる。銀制菌加工カバー	

商品名	特徴	問い合わせ先
(33) エアマスターネクサス	高機能タイプ・厚型圧切替型 圧力を広く分散し、ずれを吸収するデュアルフィットセル。QOL対応「リハビリモード」「背上げモード」「微波動モード」機能付き。停電時に1週間程度内圧を保持する災害対策機能付き	
(34) ビッグセル-Ex	高機能タイプ・厚型圧切替型 圧力が集中しやすい骨突出部位も十分に解放できる厚み15cmの独立2層式エアセルを採用。「屈曲拘縮モード」「静止モード」搭載で超低圧保持と個別のリスクに対応可能	
(35) アクアフロートマットレス	ベッドで上体を起こしたときに臀部にかかる圧力を効果的に分散する「アクアセル®」を内蔵。上半身部には身体の支持性の高いウレタンフォームを使用。幅広（10cm）のサイドエッジで動きやすさや離床にも配慮	パラマウントベッド株式会社 お客様相談室 フリーダイヤル 0120-03-3648 他のタイプの製品については問い合わせのこと
(36) マキシーフロートマットレス	体圧を分散するウレタンフォーム3層構造。上層に低反発ウレタンフォームを採用。厚みを抑えているので、身体の動かしやすさと自然な沈み込みによる寝心地のよさを両立。表面は滑りがよく、摩擦抵抗を緩和	
(37) ここちあ	ブロックコントロールによる優れた体圧分散性能。操作パネルで目的に合わせたモード設定が可能。「背上げモード」では大腿部の内圧が臀部より高くなり、ベッド背上げに伴う身体のずれを抑える。本体にポンプを内蔵	

商品名	特徴	問い合わせ先
(38) アルファプラ アンテ	側臥位でも痛みを感じない体圧分散性を有した標準マットレス。両端が硬めなので安心して端座位をとることができる	株式会社タイカ　ウエルネス用品部 〒125-0054 東京都葛飾区高砂5-39-4 TEL：03-5648-6630 FAX：03-5648-6640 URL：http://www.taica.co.jp/pla ほかのタイプの製品については問い合わせのこと
(39) アルファプラ すくっと	中央部はアルファゲル搭載で体圧分散性能が高く、また適度に反発力のあるウレタンフォームを使用しているため動きやすい。両端は硬いため、端座位や立ち上がりを安定的に行うことができる	
(40) アルファプラ	アルファゲル搭載のゲルサンド構造により、局所の圧を広範囲に分散する。アルファゲルによる適度な反発力で沈み込みにくいため、ずれ力が軽減し、安定性が高く、また運動能力を阻害しにくい	
(41) アルファプラ ソラ	静止型の安定性と圧切替型エアの圧分散性を両立したハイブリッドマットレス。ベッドアップ時にはキューブ型エアセルが多点で臀部にフィットして、まっすぐ支えるため、従来の横セルに比べ仙骨部のずれ力を緩和できる	

Chapter 3

体圧分散寝具

あとがき

　褥瘡予防・治療には、体圧分散寝具・用具の導入・スキンケア・局所管理・栄養の整えなど、様々なケアが必要になってきます。その中でもポジショニングは、私たち看護師が行う、最も身近で、毎日の積み重ねが重要なケアです。

　しかし今まで、「ポジショニングは、この方法でOK」という確実な指針もないまま、日々症例ごとにああでもない、こうでもない……と試行錯誤していたと思います。私たち皮膚・排泄ケア認定看護師も、体圧測定器で局所圧を測って決定したポジションが、本当に効果的で患者様にとって安楽なのか、何をもとに考えればいいか迷うこともありました。

　そんな折、本書の編集の話があり、日々のポジショニングのガイドとして「極意」がまとめられた本があればよいと思いながら、編集・制作に参加させていただきました。今回はとても多くの患者様のご協力も得られ、本書でまとめられた「極意」をもとに、個別のポジショニングを検討することができました。症例を重ねるごとに日々行っていた除圧ケアが、いかに患者様の自由を奪っていたのかに気づかされ、一方で、筋緊張を和らげるポジションが患者様の呼吸機能の改善や拘縮予防にもつながるのを経験しました。本書を手に取ってくださった皆さんも、「極意」に基づいて多くの症例を経験されることで、それを実感していただけるかと思います。

　また「字を読むのはどうも苦手で……」という方には2章の「ケースインデックス」がお勧めです。インデックスには我々が経験したケースの写真を並べていますが、皆さんがかかわっている患者様の体位・姿勢と照らせ合わせたときに、「この患者さんの体勢、うちの○○さんに似てる！」と、まずは視覚から入っていただき、それからポジショニングの解説を読んでいただくというのもよいかと思います。

　本書が、看護師・介護者の方々の日々のポジショニングガイドとなり、少しでも多くの患者様が、安楽で自然な体勢で過ごされるための手助けになることを切に願っております。

　最後になりましたが、本書の制作の意図をご理解いただき、多大なるご協力をいただきました患者様、ご家族の皆様に心より感謝申し上げます。

2011年8月

栁井　幸恵

索引

あ行

圧抜き	61
アライメント	4,6,12
アルツハイマー型認知症	42
安定	12
安楽	4,23,35,41,52,61,83
胃瘻	42,78
NPUAP分類	42
嚥下訓練	46,50
円背	38,58,62,66

か行

開排制限	38
片麻痺	50
関節可動域	53
関節拘縮	53,88
90度ルール	67
急性呼吸不全	92
仰臥位	83
筋萎縮	53
筋緊張	4,12,33,36,46,53,83,90
経管栄養	20,54,70
痙縮	70
経鼻胃管	62,84
経鼻経管栄養	46,58,92
痙攣	53
血流障害	80
拘縮	6,12,18,20,24,28,32,34,38,40,42,44,46,50,57,60,65,70,74,78,83,88,90,93
誤嚥性肺炎	20,50,62,78
骨突出	24,27,32,62,84,88

さ行

30度側臥位	55
支持基底面	12
失語症	50
重心線	12
重力	12,47,60,90,93
褥瘡好発部位	27
寝衣交換	12
伸展	50
ずれ	39
ずれ力	10,41
生理的彎曲	55
脊柱線	55
背抜き	10
仙骨座り	66
側臥位	2,4,6,79,83
側彎	78

た行

体圧	8
体圧分散機能	73
体圧分散寝具	5,8
体位変換	2,12,38,54,83,88,91
体軸の流れ	6,33
体軸のねじれ	22,36,56,65,70,76,86
多発性脳梗塞	62
手袋	45
転倒	66
頭側挙上	22,46,48,54,58,70,82,92,95
疼痛	36
糖尿病	78
糖尿病性下腿潰瘍	78

な行

日常生活自立度	50,88
認知症	20,38
脳血管疾患	70
脳血管障害	53,74
脳梗塞	28,42,46,54,58,78
濃厚流動食	62,85
脳出血	49
脳腫瘍	88

は行

パーキンソン症候群	42
肺炎	88
廃用性拘縮	34
不安定	12
腹臥位	6
浮腫	66
不全麻痺	58
部分圧迫	22,33,48,59,62,84,86
閉塞性動脈硬化症（ASO）	62
変形	49,83,88
ポジショニンググローブ	10,41

ま行

摩擦力	41
麻痺	32,42,53,56,62,74,84
慢性心不全	58

や、ら行

腰椎彎曲症	78
リウマチ	38
リクライニング機能	39
るい痩	18,32,34,84,86

中山書店の出版物に関する情報は，小社サポートページを御覧ください．
https://www.nakayamashoten.jp/support.html

WOCナースが実践！
必ず見つかる！ ポジショニングのコツ

2011年9月5日　初版第1刷発行Ⓒ　　（検印省略）
2014年3月10日　第2刷発行
2015年9月10日　第3刷発行
2020年4月20日　第4刷発行

編集　田中マキ子　柳井幸恵
発行者　平田　直
発行所　株式会社 中山書店
〒112-0006　東京都文京区小日向4-2-6
TEL 03-3813-1100（代表）　振替00130-5-196565
https://www.nakayamashoten.jp/

装丁・デザイン　VOX（オオヤユキコ）
DTP・印刷・製本　株式会社 公栄社

Published by NakayamaShoten Co.,Ltd.　Printed in Japan
ISBN 978-4-521-73389-0

落丁・乱丁の場合はお取り替え致します

・本書の複製権・上映権・譲渡権・公衆送信権（送信可能化権を含む）は
株式会社中山書店が保有します．

JCOPY〈出版者著作権管理機構委託出版物〉
本書の無断複写は著作権法上での例外を除き禁じられています．複写される場合は，そのつど事前に，出版者著作権管理機構（電話03-5244-5088，FAX03-5244-5089，e-mail:info@jcopy.or.jp）の許諾を得てください．

本書をスキャン・デジタルデータ化するなどの複製を無許諾で行う行為は，著作権法上での限られた例外（「私的使用のための複製」など）を除き著作権法違反となります．なお，大学・病院・企業などにおいて，内部的に業務上使用する目的で上記の行為を行うことは，私的使用には該当せず違法です．また私的使用のためであっても，代行業者等の第三者に依頼して使用する本人以外の者が上記の行為を行うことは違法です．

ポジショニング 好評本

らくらく&シンプルポジショニング

編著●田中マキ子（山口県立大学看護栄養学部）

AB判／148頁／定価（本体2,800円+税）

CONTENTS
- 第1章　ポジショニングのための体位の評価
- 第2章　よりよいポジショニングのためのポイント
- 第3章　ケースで考える"らくらく&シンプル"ポジショニング
- 第4章　代表的なポジショニングピロー・介助物品
　　　　　ー本書で掲載しているものを中心に

在宅ケアに活かせる 褥瘡予防のためのポジショニング やさしい動きと姿勢のつくり方

編著●田中マキ子（山口県立大学看護栄養学部）
　　　下元佳子（生き活きサポートセンターうぇるぱ高知）

AB判／136頁／定価（本体2,600円+税）

CONTENTS
- 第1章　在宅での褥瘡治療・ケアを考える
- 第2章　褥瘡のリスクを正しくアセスメントしよう
- 第3章　動きの仕組みを理解しよう
- 第4章　自然な動きに基づく介助
- 第5章　ケースで考えるポジショニング

動画でわかる 手術患者のポジショニング

編著●田中マキ子（山口県立大学看護栄養学部）
　　　中村義徳（天理よろづ相談所在宅世話どりセンター）

B5変形判／120頁／DVD-VIDEO付／定価（本体3,800円+税）

CONTENTS
- 第1章　手術患者のポジショニングに関する基礎知識
- 第2章　実践に活かす手術時のポジショニング
- 第3章　臨床例でのポジショニング検討

動画内容一例
- ●手術時のポジショニングの実際
　仰臥位／側臥位／腹臥位／砕石位／座位／ローテーション時／パークベンチ体位／ジャックナイフ体位など
- ●臨床例でのポジショニング検討
　腹腔鏡下胆嚢摘出術／腰椎椎弓切除

動画でわかる 褥瘡予防のためのポジショニング

編著●田中マキ子（山口県立大学看護栄養学部）

B5変形判／136頁／DVD-VIDEO付／定価（本体3,700円+税）

CONTENTS
- 第1章　ポジショニングとは何か
- 第2章　褥瘡患者のポジショニングに必要なアセスメント
- 第3章　ポジショニングに用いる必要物品の理解と選択
- 第4章　ポジショニングの援助技術
- 第5章　ポジショニングの実際

動画内容一例
- ●褥瘡予防のためのポジショニング
　背上げ・背下げによるずれ・圧迫／背抜きの方法／仰臥位から30度側臥位のポジショニング／仰臥位から完全側臥位のポジショニング／股関節拘縮患者のポジショニング／車椅子座位の姿勢とポジショニング／車椅子座位時に体が左右に動かない工夫
- ●症例へのアプローチ　ほか